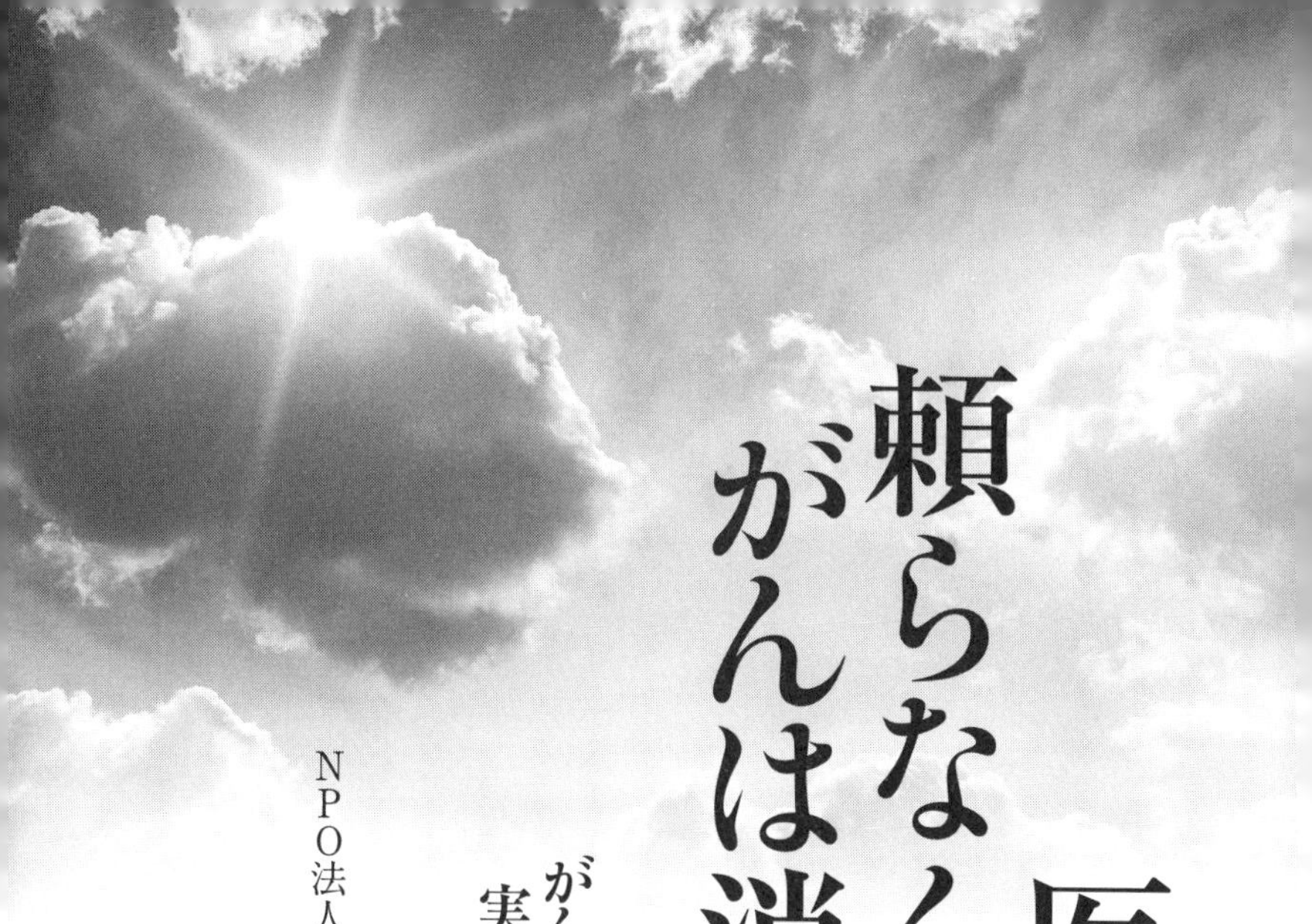

医者に頼らなくてもがんは消える

内科医の私ががんにかかったときに実践する根本療法

Tokyo DD Clinic 院長
NPO法人薬害研究センター理事長

内海聡

YUSABUL

装幀　米谷テツヤ
本文デザイン　白根美和
執筆協力　夏目かをる

はじめに

私自身たくさんの本を書いてきましたが、実はがんに関してのみの本を書いたのは初めてです。「精神科は今日もやりたい放題」（三五館刊）という本が大ベストセラーになり、「医学不要論」（三五館刊）という本も大ベストセラーとなって今がありますが、医学不要論においてもがんの項目は一部でしかありません。

医学界を批判するテーマのことを書いていると常に叩かれるわけですが、私は別に自分のやっていることが最上だと思っているわけではありません。より素晴らしい方法があるかもしれませんし、治れば何でもいいと思います。

ただ基本概念として現代西洋医学は原因を考えない対症療法であること、その結果救急以外はクスリ漬けの病院通いとなること、治っていない人だらけという現実があることを批判しているわけです。詳細は本文をお読みいただきたいと思います。

私がいろいろと提唱しているのは、私が行う量子医学や、それをさらに発展させた内海式根本療法だから必ず治るといいたいからではありません。もし100%治せる人がいるとすれば、確実にその人は神の領域でしょう。全患者の全経過をフォローしている人はいませんし、治験研究だけはうるさい西洋医学でさえも全てはフォローできていません。

ではなぜ私がこのような本を書くかといえば、人を助けたいなどという願望よりも、自分がもしその状況なら自分がやる、家族がもし病気になったらそれをやる、そのほうが「ましし」だと思っているからです。

私のクリニックでは全員ではありませんが、精神薬、ステロイド、抗がん剤、ホルモン剤（抗がんホルモン剤含む）、鎮痛薬、パーキンソン病薬、生活習慣病薬、放射線治療などをやめて、元気になった人が大勢います。治癒率は勤務医時代には考えられなかった確率であり、方法論の効果を実感しているからやり続けているだけです。でもうまくいかないこともありますし、ドロップアウトしていく人もいます。だから私は量子医学や内海式根本療法を無理に勧めていません。

結果が出てもオカルトと扱われる私ですから、やりたい人だけがやればいいと思うし、現代西洋医学だってやりたい人はやればいいのです。ただ、みな治らないまま自分の体を悪くしているのに、憐れなことだと思っているのは事実です。

また、本人は西洋医学以外をやりたいのに、家族は何も調べず考えないまま、本人に西洋医学を強要するケースもよく見られます。これとは逆に代替療法を強要するケースもあります。私はそういう人々とはまったく関わりを持ちたくありません。本人の意思を考えない、それこそが一番問題なのです。

最終的に何を思うか、それは私が根本療法や量子医学を選んだのも生き方であり、患者や患者家族がどの方法論を選ぶのかも生き方であるということです。しかし自分の軸もなく他人や家族のいいなりとなって、人形となりながら治療という名の虐待を受けている人があとを絶ちません。

私はよく何の専門家なのだと聞かれますが、タダの内科医であり、消化器内科医だっただけです。それが東洋医学を学び、精神科医と間違えられるほどになり、代替療法の世界で有名にはなったのですが、専門はないのです。

いや、あえて私の専門を挙げるとするなら、それは薬害の専門であり依存心理に関しての専門家なのです。残念ながら世界を見渡しても、薬害と依存に関する専門家は見当たりません。その観点から見るがんの治療、がんの本質は、現代西洋医学は当然として代替療法から見ても、まるでかけ離れた理論になっていることでしょう。

この本はそれを提示して世に問うために書いた物語です。医学的に結果は出ていますが、それをオカルトと思うのか意味があると思うのか、ぜひあなた自身に判断してもらいたいと思っています。最後にいつも私を支えてくれる妻と娘に感謝の言葉を捧げたいと思います。

目次

第二章　放射能ががんを発症させる

第三章　がん三大療法の嘘

第四章

がん患者が食べてはいけないもの

第五章　食事療法をどう考えるか

第六章　第1ステップから第2ステップへ

第七章　内海式根本療法の基礎

第八章　補助療法についての考え方

第九章　なぜがんを治そうとするのか？

序章

がん難民が増加しているといわれています。特に進行がんと診断されて「手術」「抗がん剤」「放射線治療」を主とした標準治療では治癒が期待できないと判断された方や、「抗がん剤治療」などを望まない方々がほかの治療法を求めて様々な治療機関をさまよう様からこう呼ばれているようです。

私は医者ですが、もし私や私の家族ががんにかかった時には標準治療は受けないと思います。仮に受けたとしても後述するように、緊急を要する手術の場合くらいでしょう。私のクリニックでは私ががんにかかったら実践するであろう治療を提供して、がんが消えていく患者さんが大勢います。

私も昔は西洋医学の消化器内科医でした。つまり多くのがん患者を診てきた普通の内科医です。よく精神科医と間違えられますが、私は精神科医ではありません。間違えられるのは「精神科は今日もやりたい放題」という本を書いたからです。勤務医時代はオーソドックスながん治療（いわゆる三大療法）をやっていました。もちろん当時から東洋医学を学んでいたので、私自身あまり西洋医学的ながん治療に積極的ではありませんでしたが、勤務医ですから、教科書通り行う必要がありました。しかし私は繰り返しますが、病院でのがん治療に積極的ではなかったので、患者と家族に治療法を選んでもらっていたのです。

自分で選ぶとなると多くの人は、抗がん剤を選択しなかったことを覚えています。今は脅されますのでみんな選択してしまいますよね。

なぜ私が標準治療を否定して、量子医学を勧め、内海式根本療法を勧めるのか。それは100％の方法ではないかもしれませんが、勤務医時代に行っていた一般的といわれているがん治療よりは、ましであるという確信があることと、そして何よりも自分や自分の家族ががんになった時に、これを選びたいという方法をやっているからです。

つまり、ここで重要なのは患者の選択なのです。選択のためにはありがちな医者の意見ではなく、反対の意見をもしっかり聞く必要があります。その上でがん難民にならないためにもっとも重要なことは、自分がその選択を納得して行えるかということなのです。がんと診断されて100％治る治療というのは残念ながら存在しません。そんな中でがんを克服した多くの人に共通するのは、自分が心から納得した方法で治療に取り組んだケースです。

そしてさらに重要なことは、がんの本質とは何かを学ぶことです。

難民とは、ある意味において自分で判断するすべを持っていない人ともいえます。これは現代の日本人に当てはまることであり、自分で判断しないからこそテレビ医者や御用学者のいいなりとなっているのです。がん難民にならないこととは、その発想の貧困さを抜け出し、原因が何であるかをより追求し、何よりその結果選んだ己の選択を腑に落とすということにあるのです。それは医者のいいなりにならないために万全の策を講じるという目的もあります。

そして家族の方は、患者が自ら選んだ方法であれば受け入れて支えてあげてもらえればと思います。本人がいろいろ調べてやろうとすることを邪魔する権利は、家族にもありません。共通の認識で家族が支えてあげられれば、飛躍的にがんが治る確率は上がることでしょう。がんが治らない人の多くに、家族が患者の意見を聞かないケースが見られます。

私も昔は代替療法を積極的に勧める時期がありました。三大療法は確かに良くないどころか、かえって何もやらないほうが、寿命が延びるケースを多く見てきたからです。しかし今は三大療法を信じて選びたい方はそれでも良いと思っています。医者がいうからといった理由ではなく、心から納得して選んでいればそれで治るケースもあるのではと考えるからです。

2013年、断薬を主軸とした「Tokyo DD Clinic」を開院し、NPO法人薬害研究センター理事長を務めるようになってから、クリニックには、精神科の患者さんやほかの疾患で薬に依存する患者さん以外にも、がんの治療やセカンドオピニオンを求める患者が数多く訪れるようになりました。きっかけは著書である「医学不要論（三五館刊）」「断薬のススメ」（ベストセラーズ刊）だったかもしれません。

抗がん剤に関する私の見解や、フェイスブックの記事、講演やセミナー、イベントへの参加などがきっかけで、クリニックを訪れる方が増えました。知らない方のために書いておきますと、私はインターネットを中心に、日本で一番有名であり、かつ悪名高い医者だそうです。がんというカテゴリーだと近藤誠氏も有名なようですが、直接お会いしたことはありません。

進行がんを克服した人たちに共通すること

最初にクリニックを訪れる患者やその家族の方々には、いつも治る人が歩む3ステップの話をします。この3ステップを歩むから全員治るとはいいきれませんが、難しいがんの状態から治った人は、みな必ずこの3ステップをたどっているといえます。

1つ目のステップ、これは現代西洋医学のおかしさ、治癒していないという現実、現代西洋医学への批判がどんなものか、医療費の高騰、クスリ漬けで病院へ通い続けること、製薬会社と御用学者の思惑、食事や放射能などとがんとの関係、などについていろいろ調べてアンテナを張るということです。私の本でいうなら「医学不要論」「あなたを生かす食事・殺す食事」（フォレスト出版刊）「原発と放射能の真実」（三五館刊）などにあたるでしょう。世の中には私の本以外にも良書がたくさんあると思います。これらにアンテナを張り、なぜがんにかかってしまったのか、いわば物質的な意味を理解するのが、難民から脱するためのまさに第一歩です。

今や「2人に1人ががん患者」といわれるほど、多くの人ががんを患っています。しかし先住民にはがん患者が、全くといって良いくらいいなかったことや、戦前ではがんが極めて珍しい病気だったことがわかっています。戦前は平均寿命が短かったという突っ込みが入りそうですが、その人たちが長生きしていないというのは錯覚です。これはデータ上も示せますが、この本では字数の関係で割愛します。ぜひ自分でも調べてみてください。

今や私たちの環境は、汚染だらけです。数多くの食物添加物に代表される化学物質や、有害金属、それに電磁波、放射能、農薬、遺伝子組み換え食品、砂糖類。これを〝社会毒〟という私の造語でくくれば、私たちは常に社会毒に汚染されているのです。その結果、体内環境汚染にまみれている私たちの汚れが、がん細胞に溜まっていくのです。いい方を換えると、「がんが体内にある毒をかき集めてくれている」のです。これが私の考えるがんの基本ですが、このことはあとで詳述します。

2つ目のステップとは「人の体とは何か？　病気の本質とは何か？　人体のシステムとは何か？　症状とは何か？　そして自分の心と病気との関係は何か？」について模索し、学ぶということです。

東洋医学に心身一如（肉体と精神は一体のもの）という言葉がある通り、がんの発症には心の問題が大きく関わっていると私は考えています。それが標準治療では治せない進行して難しいがんであればあるほど、なぜがんを患ってしまったのか、心の奥底に隠れているトラウマや歪んだ感情などを解決することが回復への大きなカギであると考えています。がんサバイバー（末期がんなどから生還した人）に共通したルールが、実はこの〝発想の転換〟であることを知ると、治るためにやるべきことが見えてきます。

3つ目のステップとは例えば食事療法や健康補助食品、温熱療法その他の「具体的な方法論」です。

しかしほとんどの人が陥ってしまう罠、つまり治りにくい人ほど原因の物質的な意味＝1つ目のステップを理解すると、自分の心の問題を見つめる2つ目のステップを通り越して、3つ目のステップを求めます。気持ちはわからないでもありません。どんな人でもがん宣告をされると、ショックを受けます。ほとんどの患者が一度は死を考え、時には家族や仕事、人間関係を含めた終活への準備も進めるかもしれません。そうなれば早く治る方法を探したいと焦るのも、人情かと思いますから。

しかしこういう人の多くは失敗します。なぜなら焦るがゆえにがんを作ってしまった根本的な心の原因を避けたまま、目先のものに飛びついているからです。しかし進行してしまったがんを治すためには2つ目のステップが重要なのです。なぜなら、2つ目のステップをクリアした人は「医者に治してもらう」という思考から「自分が自ら治す」という発想に切り替わり、それが劇的な回復への大きなきっかけとなるからなのです。

もちろん私も3つ目のステップの、具体的な方法は使います。しかしそれは2つ目のステップを患者本人、家族たちが理解しているからこそ、相乗効果を発揮するのです。さらに問題はこの2つ目というのは私が教えたところで、身に着けられるものではないということなのです。これを身に着けるために重要なのは知識ではなく学力でもありません。がんと心の関連については多くの人が言及していますが、この問題について私なりの考え方と、一般的な患者でもわかるような奥義の一部について、つまり自己の内心を探る手法についてはあとの章で詳述します。

この本は、がんという病気の正体を知った人が、がんからの劇的な回復のチャンスをつかめることを示唆しながら、私が指導している食事療法、温熱療法、さらにメタトロンや補助食品に加えて、内海式根本療法という東洋医学と心理学を融合したオリジナルの手法で、体の毒をかき集めてくれたがんが表す患者自身の問題点を浮き彫りにします。無意識に潜む問題は、そのまま患者が自身を知ることの手掛かりになります。自分を知って、問題を解決する能力こそが、がん治癒の大きな決め手となります。

この本は、方法論を含めて自分で実践できるということを念頭に置いて書いています。がんのステージが上がると治療法がないといい出すような医者に頼らず、自分で気づいて実行できる人に、がんが消える大いなるチャンスが与えられるのです。

第一章

あなたはなぜ がんを患ったのだろう

がんにかかった原因を理解する

「ひょっとしたらがんかもしれない」という疑惑を持った人が、がんだとわかった瞬間には、頭が真っ白くなるほどのショックを受けるでしょう。あるいは会社の定期健診の結果、青天の霹靂というべきがんの宣告をされた人も、衝撃を避けることができません。

そして多くの人が次に考えるのは、専門医の元でがん治療を受けようと医者を探すことでしょう。家族のことが脳裏をよぎり、今や2人に1人が発症するというがんでも、仕事に差しさわりがないだろうかと不安になります。現在のポストから外されたり、暇だがやりがいのない部署に異動になるかもしれないという恐れも湧き上がり、また自営業やフリーランサーなど組織に属していない人は、クライアントから仕事の発注がなくなるかもしれないという恐怖が生じるかもしれません。

2人に1人が患うがんは、実は今でも当たり前の病気ではなく、仕事や人間関係、ひいては人生に大きな影響を与えるものと考える人が多く、そのためがん治癒のための書籍が数多く出版されているように思われます。でも先ほど述べたように私がまず提案したいのは、目先の代替療法に飛びつくよりも、まず「がんとは何ぞや」というがんの正体を知り、そしてあなたががんになった原因を理解するということです。

がんの原因として、多くの人は、遺伝子に異常があると考えます。親族にがん患者が存在すると、「がん患者の家系だから、がんになる確率が高い」と嘆きます。現役の看護師ですら、遺伝子によってがんになると思い込んでいるので、一般の方々は特に敏感になることでしょう。

でも家系にがん患者がいるからといって、必ずしもがんにはならないことを、きちんと説明できる人が１００人中、何人いるでしょう。実はがんと遺伝子はあまり関係はありません。実際に同じ家系でもなる人とならない人がいます。それ以上に我々の１００年前の世代だとがんを患う人はほとんどいません。私が参考にしてくださいと日頃からいっている先住民や野生動物となれば、ほぼ全くいないというのが実情です。これをどうやって遺伝子論で説明するのでしょう？　彼らは早死にしていたと思っている人がいるようですがそうではありません。詳しくは拙著「医学不要論」（三五館刊）をお読みいただきたいのですが、我々は本来かかる病気が決まっているのに、違う病気＝現代病を増やしています。そして現代病の代表格こそ、この本のテーマであるがんなのです。

「がん細胞・無限増殖説」の間違い

そもそも日本のがん治療を呪縛しているものは、ドイツの病理学者ウィルヒョウ（1821～1902）の呪いにあります。彼はその「細胞病理学」で、「がん細胞は、ひとたび発生すると無限に増殖を続ける」という「がん細胞・無限増殖論」を唱えています。150年以上もの年月が流れても、この古めかしくカビの生えたウィルヒョウの理論が今だに生き延びているため、がんは不治の病で、早期に発見しなければがん細胞が増殖し、死に至るというイメージが強いのです。

そもそもこの理論の通りなら、抗がん剤や放射線治療でさえ無駄ということになりますし、三大療法を受けずにがんが自然退縮している多くの人の説明ができません。実際には見ることのできないがん細胞が、増殖するというイメージを払しょくさせることが、まずがんの根本治療に不可欠なことです。冷静に考えてみると、もしウィルヒョウの理論が正しいのなら、1日に数千個もがん細胞ができるのですから、人類はとうの昔にがんで絶滅していないとおかしいですね。

がんの進行が止まる条件

私はがんも必然性があって増殖すると考えています。必然性がなければ、がんは進行しないか、縮小するということです。先にも書いた通り、「がんは体の中にある毒をかき集めてくれる細胞」なので、社会毒を引き受けてくれる役割を担っていますが、体が浄化されると、がんそのものの役割もなくなると考えています。

この考え方は、医学観のひとつである千島学説やその論者に根強くあったものです。それを参考に私の考え（仮説）をまとめると、体内に「毒」や「汚れ」が滞った時に、一部に隔離して、全体を守るための装置が「がん」の役割です。がんが生命（宿主）を守るためのごみ溜めだと思うと、がんに対する感謝の気持ちも湧いてくるだろうと、千島学説の論者たちが発言しています。だからがんは生命が生き延びるための緊急避難装置であるというのです。

私は、汚れがかんのところに溜まっていると考えています。つまり体内環境汚染ですね。その汚染は金属や化学物質、放射能、電磁波など様々で、しかも新陳代謝が不全のため、体中に回ると病気を引き起こすのです。がんのひとつの要因として考えられている金属や化学物質は近年になって生じたもので、もともと人体はこれに対応して作られてはいないのです。しかも侵入したことすら気づかないので、排泄しきれない社会毒を緊急避難としてごみ箱に使っている細胞、これががんの正体だと考えるわけです。

そのためがん細胞自体が異常分裂や増殖をするという定説は、間違っていると考えるのです。間違っているどころか、患者の恐怖心をあおって、利益を追求するビジネス優先の学説に過ぎないと思っています。ですから前述したようながんにかかっているとわかった時に、必要以上の恐怖心を持たなくても良いのです。

「がんは毒をかき集めてくれる細胞」、しかもかき集めてくれる場所はほぼ1か所。同時に複数個所にがんができる多発性がんが容易に発生しないのは、患者自身がかき集めてくれるところを選んでいると捉えます。これが内海式根本療法の基本的考え方になるのです。

先住民はなぜがんにならないか〜社会毒との関係

先住民はがんにかからなかったとわかっています。ではどのような病気が死をもたらしていたのでしょうか。

ひとつは急性疾患とくにケガ、戦闘の傷、溺水、骨折などです。これは現代西洋医学で、今はだいぶ助かるようになりました。現代西洋医学の数少ない貢献です。

もうひとつは感染症。これもまた人類永遠のテーマですね。これも抗生物質の開発でだいぶ助かるようになりました。ただ、現代西洋医学でも抗生物質の使い方は大きな問題になっていますが。

かかる病気は大半がこのふたつだけで、あとは老衰くらいでしょうか。がんのほかに、アレルギー、膠原病、アトピー、精神疾患、遺伝病などなど、昔はほとんど全くといって良いほどなかった病気が、現在は飛躍的に増えているのは、現代人が行っていることに原因があるのです。

このことは科学的にもある程度証明できますが、歴史的な見地から考える必要がありま す。例えば100年前の日本には、がん患者はほとんどいませんでした。そのころ日本人のがんは40人に1人という、珍しい病気だったのです。その時代は検診もなければ、救急病院もありません。それでも70歳や80歳の老人たちはがんになりにくかったのです。昭和20年代後半、医療費は2000億円前後でした。インフレを考えても今よりかなり低い水準です。自宅で、老衰で死ぬ人がまだまだ多かったのです。それが今や2人に1人ががんを患っています。また老人の方だけでなく50代~60代、この数年などは30代~40代のがんが目立っています。「高齢化ががん患者増加の原因」では説明できません。この原因を知ることによって、がんの進行を止めることはもちろん、がんの予防にもつながります。

がんの物質的な最大要因・社会毒とは？

私の著書を読んでくれた読者や講演会に参加した方々にはおなじみの「社会毒」ですが、初めて聞く読者のためにわかりやすくいえば、社会毒とは「人間社会が作り出し、本来の自然界（まさに先住民や野生動物の世界）にはなかった物質で、それが人体に悪影響をもたらす物質」のことです。

科学や技術の進歩は人類に様々なメリットや利便性をもたらしたように見えます。しかしその一方で、自然界に存在しなかった物質を生み出し、そのため触れるはずのなかった物質が生活の中に入り込むようになりました。それらの中には、人体にとって、有害なものが数多く存在しています。この有害な物質を人間が取り込むことで、体に何らかの悪影響を及ぼす物質のことを総称して「社会毒」と呼んでいます。

がんが増えている最大の原因は社会毒だと考えられます。

「私はコンビニ弁当を食べているが元気だし病気になってない」と主張している人もいま

すが、まさに無知の極みといわざるを得ません。
なぜこれが無知かというと、社会毒に代表される物質は「ただちに影響はない」ことがほとんどだからです。専門用語的にいえば慢性毒性が問題なのです。この慢性毒性は、脂溶性毒性とミネラル毒性に大別できます。この毒によってその場で体調が悪くなる人もいますが、大半の人はあまり体調の変化を感じたりはしません。しかし、5年10年15年と時間の経過によって、慢性毒性による病を作っていくという特徴があります。

これらは長い時間をかけて蓄積されていくことが科学的に判明しています。しかし現代科学や医学では即時的な毒性しか認めていないことに大問題があります。しかも組み合わせによって毒性が変わり、さらに調理の仕方によっても毒性が変わります。生体濃縮も生じ、次世代や三世代四世代先まで影響を生じます。例えばあなたが女性で砂糖やお菓子ばかり食べていると、子どもどころか孫にまで影響が出て障害を生みかねないのです。

先住民や野生動物はがんや難病や膠原病、アレルギーやアトピーや精神病や遺伝病には全くといって良いほどかかることがありません。

となればがんの進行を防ぐためにはまず社会毒の摂取を絶たなければいけません。

がん患者がすぐに避けられる社会毒とは？

ここで大きな問題点は、社会毒という名が示す通り、人体に悪影響を与える毒に等しいものを避ければよいのですが、完全に避けることが難しいということです。社会毒の全てを避けることができないのは私も理解できます。なぜなら社会毒は、現代社会の構造そのものに浸透しているため、個人の努力といった生易しいものだけでは避けきれないのです。でも私は避けられるものは避けられるように努力すべきだと思っています。社会毒とは何かをきちんと認識し、それをできるだけ避けるように努力することによって、社会の仕組みそのものだって変わる可能性があるからです。

個人が社会毒に対する向き合い方を考察し、強めていけば、社会毒を生み出した、目先の利益と欲望にまみれた社会の変革を促せるかもしれません。

それでは病院ではまず教えてくれない、がんを生み出し増殖する原因となっていると考えられる比較的大きな「社会毒」を挙げてみます。がん患者の方は、できるだけというより極力避けることをお勧めします。

砂糖は絶対に絶つ

食品としてあまり摂らないほうが良いものの筆頭が「白い食べ物」です。白いご飯（白米）、白い小麦製品（パン）、そしてそれ以上に絶対に摂ってはいけないものが砂糖です。もともと人間の体は砂糖を直接摂るようにできていないのです。

糖は糖化というものをもたらしますが、糖化は活性酸素を生み出して過酸化を誘導するだけでなく、体内にＡＧＥ（糖化最終生成物）を生成することで、がんだけでなく様々な病気を誘発します。がんのエサは糖分であると聞いたことがある人もいるでしょう。

糖化とは、体内で余った糖がタンパク質と結びつき、細胞にベタベタと焦げついて細胞を傷つけ､機能を阻害することです。糖化によって私たちの体は機能しない粗悪品となり、ひいてはがんを誘発することになるのです。

体の細胞を傷つける白砂糖はミネラルも皆無という意味で悪玉にされていますが、三温糖、てんさい糖、黒砂糖なども危険度は同じと私は考えています。病気の予防は砂糖からといっても過言ではありません。

人工甘味料を断つ

人工甘味料も、砂糖と同様に危険な食品です。

最も危険な人工甘味料は、アスパルテームで、脳腫瘍などの発がん性、知能低下、てんかん、精神病など様々な原因となる可能性が指摘されています。

アスパルテームの大部分を構成するフェニルアラニンとアスパラギン酸は、自然の植物の中にも存在するアミノ酸ですが、単体で摂取すると両方とも脳細胞（ニューロン）を興奮させすぎて死に至らしめる興奮性毒であることが判明しています。

またアスパルテームの危険性が叫ばれる中で出てきたスクラロース。ダイオキシンの親戚で、農薬の研究中に出てきたともいわれ、お菓子やガム、清涼飲料水に含まれています。

アスパルテームであれ、スクラロースであれ、全ての人工甘味料を絶つようにするためには、含有される菓子類やダイエットをうたった清涼飲料水を口にしないと決めることです。

農薬まみれの野菜を断つ

「野菜は国産のものを選ぶ」という人が多いと思われますが、安全だと思っている日本の野菜こそ、実は世界一危険かもしれないといえば、ほとんどの人が「信じられない」というリアクションをするでしょう。ところが残念なことに、世界一危険という裏付けがあるのです。それは日本の農薬使用が世界の一、二を争うレベルだからです。

枯葉剤のラウンドアップは強い発がん性があることが指摘されています。有機リン系の農薬は神経や呼吸器系に支障をきたし、ネオニコチノイド系の農薬は特に毒性が強く、虫の脳に働きかけ、興奮させ続けることで殺す、いわば虫を狂い死にさせるほどなのです。脳の中枢部に作用するため、使用を禁止している国もありますが、日本では野放しです。虫食いがなく、大きくてきれいな野菜を「美味しそう」と感じるかもしれませんが、実はこうした見た目の良さは、そのまま「有害物質まみれ」の農法により作られています。

一方、泥付きの無農薬野菜は、まさに〝見た目は悪いが、薬になる〟といえるでしょう。

さらに野菜は農薬だけでなく、化学肥料の問題も無視できません。

早くきれいに大きく育てるための肥料が、化学合成された不自然なものである以上「毒」といわざるを得ません。専門用語でいうと発がんを引き起こす可能性がある、硝酸態窒素の問題として指摘されています。

しかも農薬や化学肥料は成長過程で数回に分けて散布されるので、散布された野菜の隅々までたっぷりと毒に漬け込まれています。水やお湯で洗ったぐらいでは落ちにくいのです。信頼できるお店で、農薬や化学肥料にまみれていない野菜を選ぶことが必要です。

とはいえ、信頼できる店もなく、しかも無農薬野菜が高額過ぎて、家計のことを考えると、常に手に入るとは限らないことがあります。

その場合は、全部無農薬にするのではなく、市販の農薬除去剤などをうまく使い分けるのが良いでしょう。

例えば私の通販ショップ「うつみんのセレクトショップ」でも取り扱っている、「ホタテ洗いたい放題」という商品はホタテの貝殻から作られる粉で、化学的には水酸化カルシウム製剤です。粉をほんの少し水に溶かして野菜を30分ほど漬け込んでおくと、農薬（石油系薬剤）や色々な油（石油系製剤）が浮いてきます。そのほか植物の油や汚れも少し浮いてくるのがわかります。別に私のところで購入する必要はないのですが、どのような商品を選べば良いのか教えてほしいと聞かれることが多いので、参考になるように取り扱っています。ただこのような道具は残念ながら小手先の手段なのですが。

食品添加物をできるだけ断つ

日本は食品添加物の認可数が1500種類と世界一ですが、これは決して誇りにすべきものではなく、むしろ恥じるべきことです。化学合成物質系の種類でも日本は400種類以上と断然トップです。アメリカでは140種類ぐらいしか認可されていませんし、ヨーロッパではさらに厳しく数十種類、少ないところでは20種類という国も存在します。

食品添加物はがんだけでなくアレルギーや免疫疾患など様々な病気の温床になっていることが指摘されています。欧米で認可されている食品添加物はリスクが少ないものが中心ですが、日本では毒が強力すぎて欧米では使用禁止のものまで平気で使えるようになっています。欧米ではほとんど禁止されている添加物を、もし意識していないで口にしているとすると、私たちは1日80種類近い添加物を摂取しているといわれています。実際に多くの人は、添加物が多く含まれているスーパーマーケットやコンビニストア、駅弁などの加工食品を食べているのが現状です。

これらのほとんどが石油精製物質であり、専門的には脂溶性毒物と呼ばれています。着色料はどれも発がん性が高く、アレルギーなども誘発しやすいことが既に動物実験で明らかになっています。日本における食品添加物の状況は、海外諸国から見ても突出してひどいのが現状。悲惨としかいいようがありません。しかも食品添加物は、表示義務以下の分量であれば表示しなくても良いことになっています。表示に多くみられる「アミノ酸等」

の「等」に、何が含まれているのかも不明です。

加工食品にはたいてい含まれているので、現代では食品添加物が全く入っていない食品を探すのは至難の技です。そこで「原材料のリストが短い食品」と、なるべく姿かたちが思い浮かぶ原材料だけを使った食品を選ぶことで摂取する食品添加物を最低限に抑えることができます。コンビニ弁当、ジャンクフード、駅弁、市販のソーセージなどは論外といえます。添加物を少なくするもっとも簡単な方法は、手作りで作るということなのです。

牛乳はがんだけでなくあらゆる病気を誘発する

私は牛乳が日本人にもっとも不向きな食品で、健康を害し、病気を誘発する要因となっていると考えています。

よく勘違いされているのが、牛乳は骨を強くするという「常識」です。しかし残念なことに、牛乳を飲めば飲むほど、骨が弱くなっていくのです。

確かにカルシウムはそこそこ含まれていますが、栄養学的には、リンが多くマグネシウムが少ない牛乳は、骨を弱くして骨粗鬆症を増加させることがわかっています。というのは、リンはカルシウムと結びつく性質があるため、そもそもリンと結合している牛乳のカルシウムは体内に吸収されません。そればかりか、体内にあるカルシウムが牛乳のリンと結びつき、リン酸カルシウムとして排出されてしまうのです。つまり、牛乳を摂取すると、骨中のカルシウムまで溶け出し、骨がもろくなるのです。

このように牛乳を飲めば飲むほど骨が弱くなる現象を、専門用語でカルシウムパラドックスといいます。

牛乳の害はそれだけではありません。日本人の乳糖不耐症は75％以上であり、民族的に牛乳がもっとも合わない民族なのです。これは乳製品を摂っている歴史がないことが理由と推測されます。この牛乳が骨粗鬆症だけでなく、アレルギーなどの病気、難病や膠原病など様々な病気をもたらすことがわかっています。

がんに限っていえば、がんの予防に関する権威であるサミュエル・エプスタイン博士は、研究発表の中で、結腸がん、前立腺がん、乳がんなどの危険度が増すことを示しています。またジェイン・プラントという女性研究者が世界中で400万部も売れた「乳がんと牛乳」という著書の中で、自らの体験と牛乳の危険性について語っています。

さらに大きな問題として牛乳には「原料」の問題もあります。搾った乳牛が、ホルモン剤や抗生物質や遺伝子組み換えの餌をバンバン与えられていたら、牛乳を飲むことで、一緒にそれらの「毒」を飲んでいるのも同然なのです。残念なことに大量生産されている日本の牛乳は、このような「毒」を与えられている牛から生産された牛乳がほとんどです。特に伝統的に牛乳を飲む習慣のなかった日本人には、がんを誘発する可能性が非常に高い食品のひとつといえます。もしあなたが乳製品が好きなのであれば、畜産の仕方にこだわったもので、牛乳ではなく発酵したものを、嗜好品として摂るくらいにしてください。

たばこの弊害について

たばこの弊害について考察する前に、まず医学界とたばこ産業は昔から仲など悪くな

アメリカにおける喫煙と肺がん死亡率の動向

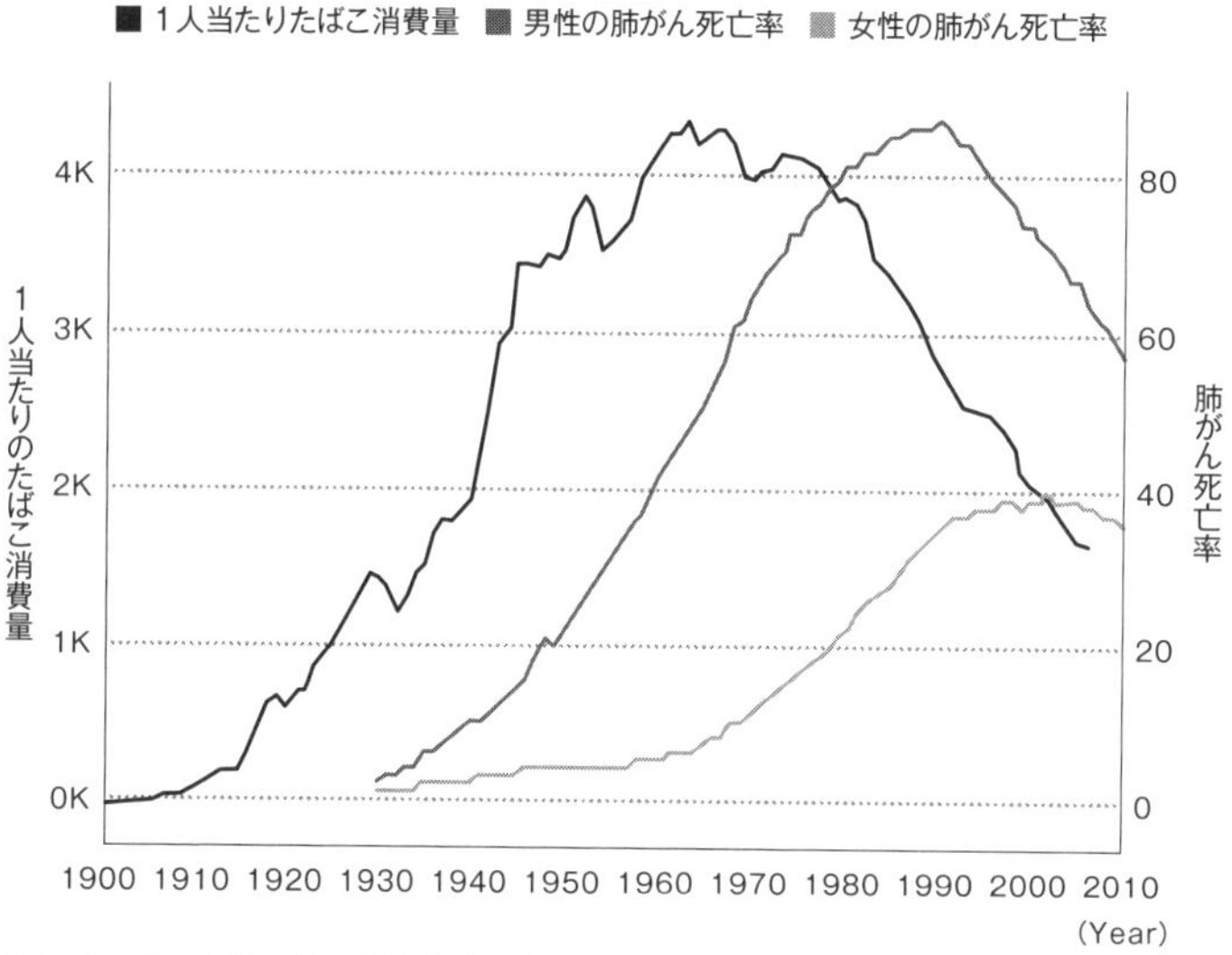

出典：アメリカ合衆国全国保健統計センター
アメリカ合衆国疾病予防管理センター
アメリカ合衆国農務省

かったということを知っておいたほうが良いでしょう。

がん予防の権威サミュエル・エプスタイン博士は著書「ガンの利権」の中で次のように述べています。

「米国がん協会の幹部役員達は、一定のたばこの害からがんを予防することに無関心だったわけではない。ところがそれを防ぐために必要な規制の制定に、協会は敵意むき出しとまではいわないが、少なくとも無関心だった」

これは、たばこが規制されたら、がんビジネスが衰退することを示唆しています。がん患者がいてくれたほうが医学界は儲かるので、たばこの弊害を表面上訴えながら、実際はそれほど規制したくないわけです。どこにでもある構造ですね。


そもそも喫煙は、多くの肺がん死を引き起こし、また喉頭、口腔と咽頭、食道、膀胱などのがんの原因となることは、すでに多くの論文で明らかにされてきました。また受動喫煙も多くの肺がん死の原因となっているとする論文があります。日本では日本禁煙学会などのホームページが参考になるでしょう。たばこの煙には、がんを引き起こすことで知られている60種以上の物質を含む、何百種類もの有害物質が含まれています。

ただ、たばこについてはそれほど危険ではないという研究もあります。問題は現代のたばこと古代のたばこの差であり、現代のたばこに入っている砂糖、多くの添加物、放射能を考慮しないといけません。「医療殺戮」（ともはつよし社刊）の著者ユースタス・マリンズによると英国のたばこには17％、アメリカでは10％の砂糖が含まれていると報告されています。

様々な社会毒は慢性毒性を示しますが、それはたばこの粉じんおよび中にある社会毒も近い関係を示します。ですから相関関係は20年スパンくらいで比べてみないといけません。2ページ前の図表が喫煙者とがん患者のグラフですが、比例し近似しているのがわかります。私の意見としては自然のたばこであっても患者さんはやめたほうがいいと思いますが、吸いたいという方はたばこを古い自然なものに変え、受動喫煙をしっかり管理すれば良いということになります。ただし現代のたばこはいうまでもなくがん患者の方は完全にやめたほうが良いでしょう。

トランス脂肪酸を断って良い油を摂取する

炭水化物、タンパク質、脂質の3つの栄養素が、人間が生きていく上で必要な三大栄養素です。その中で、脂質（油）は太りやすいなどの理由で悪者扱いをされますが、熱の発散を防いで体温を保ったり、太陽の光を利用してがん治療に有効なビタミンDを合成したり、脂溶性のビタミンA・D・E・Kなどの吸収を助けたり、ホルモンの源になるなどの効用があるため、人体にとって非常に重要な栄養素です。

最近では健康のために「油を飲む」というキャッチフレーズでオメガ3など亜麻仁油、えごま油、魚油などが「食す油」として浸透してきました。アレルギー抑制、炎症抑制、血栓抑制、さらにはがん予防という素晴らしい働きをする油を積極的に摂ることは必要です。ただオメガ6は比率が重要です。詳しく知りたい方は拙著「その油を変えなさい」（あさ出版刊）をお読みください。

一方、摂ってはいけない油の筆頭がトランス脂肪酸です。保存がききやすい、マーガリンやショートニングなどがその代表格です。また大量生産しやすいだけの不飽和脂肪酸（べニバナやコーンなどの植物性の脂肪）の油も、工業的に製造された油で非常に危険なことがわかっています。

植物油がヘルシーなどというのは真っ赤な嘘であり、このような油を摂取すると、動脈硬化や心臓疾患になるリスクが増大することが知られています。ほかにも糖尿病や脳疾患、認知症などあらゆる病気との関連性が問題視されています。がんに至っても同様です。

そのため多くの国でトランス脂肪酸はその使用や使用量を規制されたり、トランス脂肪酸の使用量を明記することを義務化するなどの対応策が取られるようになりました。ニューヨーク市では全面禁止、ヨーロッパでも厳しい規制を設けている国々が多くあります。またアジアでも多くの国がトランス脂肪酸の表示義務を設置していますが、唯一野放し状態の先進国が日本です。国民一人ひとりが自分で管理するしかすべはありません。

トランス脂肪酸や安物の植物油を絶ち、体に良い上質な脂質を吟味して摂取することが必要です。

フッ素を断つ

フッ素というと、虫歯を予防するという説があり、歯磨き粉にもフッ素が使われていますが、これがいかに猛毒であるかについて現代人たちは忘れてしまったようです。特に日本人はフッ素についての危機感が欠如しており、それよりアメリカのほうがフッ素の危険性についての認識度が高いといえます。なぜならアメリカでは水道水にフッ素が添加されており、早くからその危険性が議論されてきたからです。

フッ素の過剰摂取は骨軟化症、脂質代謝障害と脳神経障害というもっとも重い障害と関連します。またそれは高濃度の場合だけではなく、低濃度のフッ化物溶液が黒色腫の発生を12％から100％へ著しく増大させたという研究もあるのです。もともとフッ素は猛神経毒であったために、畜産家が手に負えない牛たちをおとなしくさせるために使用されてきました。

フッ素の毒に関して歴史的に有名なのは、ナチスが強制収容所で囚人をおとなしくさせるために使用し、その後ソ連が引き継いで強制収容所の囚人たちに使った事例です。フッ素の毒性に関する証言は多数ありますが、有名なのがフォーサイス神経毒学研究所の研究者、フィリス・マレニクス博士の証言でした。博士は大脳と神経毒の研究者で、博士が行った実験では、安全とされる最低限度のフッ素を投与しただけで様々な神経障害をもたらすというデータが確認されたのです。

「フッ素入りの練り歯磨きを使うとがんになる」という記事が、アメリカの〝Midnight〟の1967年3月号に書かれています。アメリカでがんによる死亡者156人を解剖して調べた結果、骨髄中にフッ素が蓄積していたことがわかったのです。

私は無防備な、フッ素入り歯磨き粉やテフロン加工のフライパンなどの使用によるフッ素摂取が、がん罹患率増加のひとつの要因ではないかと考えています。

発がんの危険性を高める水の避け方

水道水による発がん危険性としてはトリハロメタンが有名ですが、まだ許容量が大きく、水質基準によって厳密に規制されているということがあります。

トリハロメタンよりも発がんの危険性が高いのはヒ素かもしれません。しかしヒ素も水質基準によって厳しく規制されていますので、実は水道水が危険であるというのはイメージ先行である可能性もあります。

例えばミネラルウォーターのヒ素含有基準は、水道水に比べて5倍ゆるい基準となっています。しかもミネラルウォーターは基準が水道水よりゆるいだけでなく発がん性物質を含むものもあるのです。

横浜市の調査による、国内で売られているミネラルウォーターの一部で、ホルムアルデヒドやアセトアルデヒド（いずれも発がん性有り）が水道水の80倍の濃度で検出されたという記事もありました（毎日新聞２００３年4月20日）。更に、一部のミネラルウォーターから乳幼児の生育に影響を与える硝酸態窒素が検出されています。

ただ、やはり水道水は塩素の問題だけでなく、人体に有害なミネラル（アルミニウムや鉛など）が含まれているので、よく調べた上で飲用するか決める必要があるでしょう。

それでは飲むものがなくなるではないか、とよくいわれますが、普通に浄水器を着ければ良いだけです。ミネラルウォーターについては、日本のミネラルウォーターは硝酸態窒素が多いといわれており、海外のミネラルウォーターのほうが低いといわれています。これは日本の土壌汚染を示しているということなのです。また放射能を取り除くとなると逆浸透膜式浄水器が一般的になりますが、全部のミネラルを取ってしまうという問題が生じます。

私自身は浄水器を使っていますがサーバーの水も使っています。水は気をつけなければいけませんが、かといって一定以上こだわらないようにしています。なぜならその毒を避けきることはできないし、ある程度浄水器などで浄化できれば水のリスクはそれほど高くないと考えているからです。また、一番避けなければいけない水とは、ジュースです。砂糖や人工甘味料たっぷりのジュース、実はジンジャーエールなども砂糖たっぷりなのです。

社会毒は解毒できる

がんを誘発している社会毒について簡単に説明しました。現代社会に生きる私たちをとりまくもの全てに社会毒が存在します。深いため息が漏れてくるようなことだらけです。

社会毒を完全に避けることは不可能かもしれませんが、社会毒を体から排出する〝解毒〟(デトックス)を意識的に行うことは可能です。解毒に関しては、あとの章で詳しく述べることにしましょう。

第二章

放射能ががんを発症させる

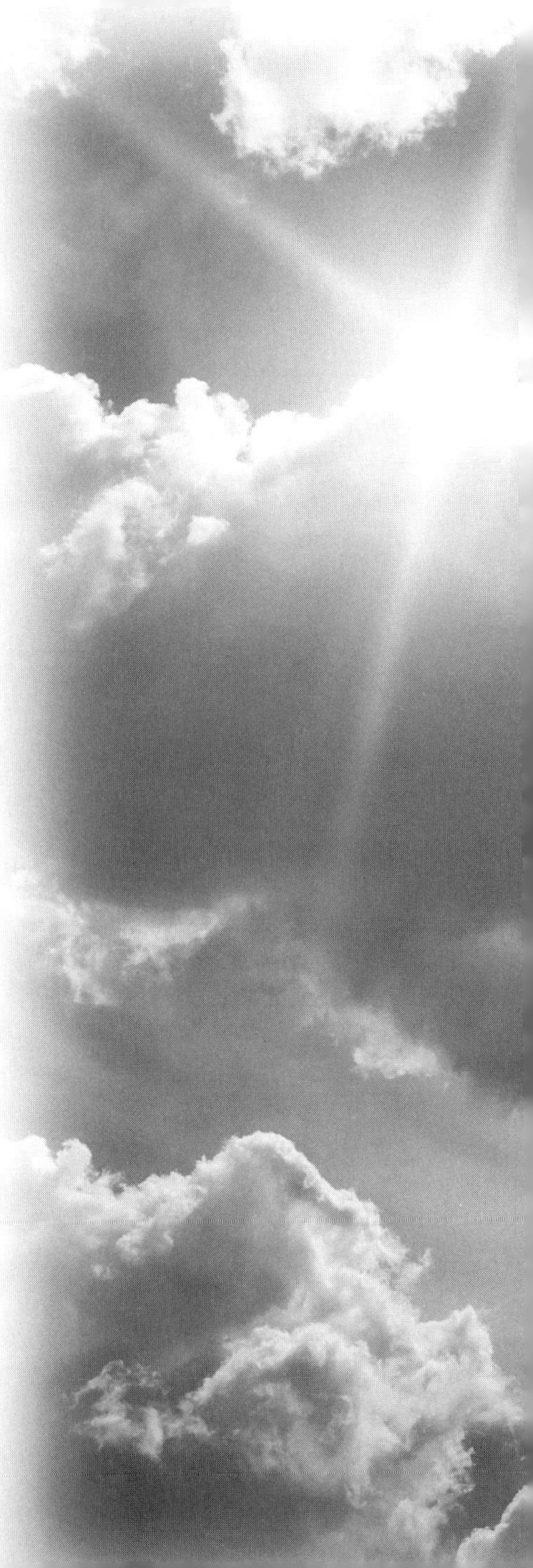

福島原発事故で増大するがんのリスク

もうひとつ社会毒やがんの物質的原因として知っておかねばならない、放射能問題について触れておきたいと思います。

放射能については安全論と危険論がありますが、明らかに危険極まりないものです。私のクリニックでは尿中セシウムの内部被ばく測定も行っており、その精度は大手の研究所をも上回ります。測定値などをつぶさに見ていると汚染の広がりを感じるとともに、放射能に対して一般の方がどれだけ対応しているか、していないかで、個人の被ばく量に大きな差が出ていると感じます。

原発は全く収束したわけではありません。にも関わらず原発行政と原発ビジネスは着々と推し進められているのが現実であり、その理由は日本の経済のためと政府はうそぶいています。次世代に毒を残し続ける無責任な政府やその関係者の「閉じ込め政策」によって、日本は世界中から非難されているのが現実なのです。もし詳しく知りたい方は拙著「原発と放射能の真実」（キラジェンヌ刊）をお読みください。

さて放射能ががんを増大させていることについて、考察してみましょう。

アメリカの放射能に関する有名な科学者であるアーネスト・スターングラス博士は２００６年来日した際に、戦後の日本において海岸沿いの国土２割程度の面積に人口が集中しており、原発も近くに配置されていることが、戦後50年でがんの発症が増え続けていることと関係していると指摘しています。

それから5年後の２０１１年。東日本大震災で原発事故が勃発した福島を中心に、甲状腺がんや心臓病死が増加傾向にあります。

甲状腺がんを代表とする放射性物質による病気は、すぐに出るというより数年たってから顕在化してきます。チェルノブイリでは5年くらいたってから膨大な数字になっていきましたが、人口密度の高い日本でも同じようにその兆候があり、今後その数字はさらに悪化するでしょう。国会では山本太郎議員の追及などがあったようです。しかし放射能との因果関係の証明が難しいことを良いことに、政府はその影響を隠蔽し続けようとするでしょう。

さらにある程度年齢を重ねた大人に比べて子どもにおいては放射能のリスクは10倍から20倍くらいは跳ね上がることがわかっています。

様々な放射性物質が拡散している

放射性物質はセシウムやヨウ素だけでなく、キュリウム、プルトニウム、テルル、ストロンチウム、キセノン、トリチウムなど、ほかにもたくさんの種類が存在し、すでに東日本大震災の福島原発の事故以来、日本を汚染しています。

2011年6月27日発売のAERAによると、最も危険な放射性物質として扱われているのがキュリウムです。名前はキュリー夫人に由来していますが、これが壊変してプルトニウム238になります。プルトニウムよりも危険な物質ですが、そのプルトニウムでさえ、爆発によって4種合計で1兆Bq以上が放出されたといわれています。

プルトニウムはもっとも危険視されてる放射性物質です。プルトニウムが体内に取り込まれると永久不滅に内部被ばくすることが問題になっています。また、プルトニウムだけでなく、ヨウ素、ストロンチウム、セシウム、トリチウム、その他多くの放射性物質によって、甲状腺がん、乳がん、血液がん、膀胱がんなどが増えやすくなると指摘されています。がん以外にも脳の萎縮、遺伝性疾患、心臓病を増やすことがベラルーシの大規模研究でわかっており、我々は放射性物質にもっと注意を払うとともに、政府の非人道的なやり方に徹底的に対抗しなければいけません。

低線量被ばくで白血病も増加

チェリノブイリの作業員11万人を対象にした調査でも、低線量被ばくで白血病が増えるということが報告され、日本の週刊誌でも報道されました。作業員約11万人を20年間にわたって追跡調査した結果、血液がんの一種である白血病の発症リスクが高まることを確かめたと、米国立がん研究所や米カリフォルニア大学サンフランシスコ校の研究チームが米専門誌に発表しています。発症者の多くは慢性リンパ性白血病で、急性白血病の人は少ないと報告（１３７人が白血病になり、うち79人が慢性リンパ性白血病）されています。

また医療的な観点でいえば、低線量だから安全という保証はありません。ＣＴや胃のバリウム検査やマンモグラフィーはもちろんのこと、胸のレントゲンを撮るだけでもがんのリスクが増えます（チェコレポート）ので、現在の日本の状況や今後の展望は非常に危険であるといえます。また日本ではチェルノブイリと比較しても話にならないくらい、食品中の放射線基準値が高い状態で販売されています。

広島の原爆による被ばくが少量でもがん死亡を促進した事実

広島の原爆による放射線被ばくの影響に関する調査で、これまで考えられてきたよりずっと少ない放射線量で健康被害が出ているかもしれないという論文もあります。

広島で被ばくした人のうち、浴びた放射線量が少量で健康に影響が少ないとされた人でも、被ばくしていない人よりがんで死亡する率が高いことが、名古屋大学情報基盤センターの宮尾克教授（公衆衛生学）らの研究グループの疫学調査で報告されています。その内容を見ると、各種がん死亡率を非被ばく者と比較した結果、極低、低線量の被ばく者は非被ばく者より固形がん（白血病など造血器系を除くがん）で1.2〜1.3倍高く、肝がんでは1.7倍〜2.7倍、子宮がんは1.8〜2.0倍高かったのです。

これまでの免疫調査では200mSv（0.2Sv）未満の被ばくでは健康被害が見出されたことはないとなっていますが、この調査結果はおそらく怪しいです。

宮尾教授の研究はその40分の1である0・005Sv未満（5mSv）という極めて少ない被ばくでも健康被害が出ているかもしれないというのです。この数字に近い場所は、汚染された東北関東ではかなりあり、東日本大震災後の日本にとっても決して無視できないことではないでしょうか。

放射能の汚染に対する防御

また放射能の汚染の仕方には土壌、水、食料などの汚染にとどまらず、大気中に含まれる放射性物質を呼吸摂取することによるホットパーティクル(放射性物質を付けた微粒子)の問題があります。ホットパーティクルの問題は2014年に起きたコミック「美味しんぼ」の騒動で知った方もいるかもしれませんが、知らない人がほとんどなのが現実です。

私たちは放射能に対して防御する必要があります。

できるだけ放射性物質に汚染されていないものを食べたり飲んだりするとともに、そうでない作物を作ること、汚染された食材を流通させないこと、長崎原爆被ばくの時にも実行された「玄米、ごま塩、お味噌汁」の実践と、砂糖を避けるということをやらなければなりません(ただし玄米については後述するように注意が必要です)。さらに高濃度汚染地域や子どもの場合は、測定値を見ているとこれだけでは足りないケースが見受けられます。つまり解毒的な食事に気を配っていても、内部被ばくしているケースが時おり見受けられるのです。

断食には放射性物質を解毒する効果があることがわかっており、サウナや酵素風呂など汗をかいてミネラルを摂取することにも解毒効果があります。

患者レポート❶
食事療法と放射線の解毒で急性リンパ白血病を克服
M・Kさん（77歳・東京都）

２０１６年5月に、近所のかかりつけ医の元で定期的な採血の結果、白血球が3万３０００という数値で急性白血病と診断され、「大きな病院で検査をしてもらったほうがいい」と、すぐに病院を紹介されT医療センター血液内科に入院。レントゲンや心電図の検査の結果、治療には抗がん剤しかないといわれたのでそのつもりでいましたが、弟が白血病で亡くなっていたので、抗がん剤には嫌な予感がしました。その時娘が抗がん剤治療に対し大反対したのです。

娘は内海先生の大ファンで、著書を読み、講演会に参加するなど、先生の考えに賛同していたので、「お母さん、とにかく抗がん剤はやめて」と強く反対したのです。病院では「家族全員が賛成してから抗がん剤」という姿勢だったので、治療しないのなら退院するということになりました。娘が内海先生のセカンドオピニオンに申し込むと、その日までの約2週間は娘から勧められた玄米菜食を摂っていました。

6月21日に内海先生のクリニックにうかがうと、先生から「白血病は病気ではないから、本を読みなさい」といわれたので、「医学不要論」や「断薬のススメ」、「放射能と原発」など先生の著書をまとめて購入して読みふけりました。

白血病の数値は6月13日の5万、20日には6万、27日には6万5000と増え続けています。これは正常値の10倍以上でした。

6月29日から7月1日までの2泊3日の伊豆高原での病気合宿に参加しました。「断薬のススメ」を読んでから、風邪薬をはじめ白内障や膀胱炎の薬もやめました。薬を断っても膀胱炎の症状は特になく、飲まなくても大丈夫と思えるようになったのは嬉しかったですね。

勉強会の時に、メタトロンを使ってみたところ、私には糖質制限的な食事が合うといわれました。つまり玄米菜食は合わなかったのです。さらに先生は「初診の時も、食事と放射線の影響が強かったと推測できたが、やはりそうだった」には、少し驚きました。食事はともかく、放射線とは……。

私の実家は福島から20キロ離れた場所にあり、被ばくの心配のない安全な地帯とされていたため、これまで10回以上訪れてきたのですけどね。

合宿を通じて先生から学んだことは、薬を全部やめること、私に合う食事療法をすること、それから情報を集めて勉強することです。

そして放射能の解毒も兼ねて、週1回、今でも岩盤浴を行っています。近くで見つかって良かったです。

体調が良くなったので、病院で再び採血をしたところ、白血球が1万5000まで低下していたので、内海先生が教えてくださった方法を続けていこうと決めたら、2017年の初めに発症から4か月で4千400の正常範囲に落ち着き、体調も問題なく貧血も改善して血小板の異常もありません。放射能対策も効いたと思っています。

もし内海先生との出会いがなかったら、今ごろ抗がん剤で副作用の苦しみ、苦しいけど何も改善されなかったでしょう。

私は今でも、内海先生の講演に参加して、勉強しています。いつでも学ぶことは大切ですね。私の病気も学びによって治ったと思います。

第三章

がん三大療法の嘘

がん以外の死因で亡くなるがん患者

さて日本人の死亡原因のトップはがんです。厚労省の発表では、年間約35万～40万人ががんで死亡しているそうです。

しかし、この数字は正しいとはいえません。がんで死亡したとされる患者の約8割は、がん以外のことで亡くなっていると、医療ジャーナリストである船瀬俊介氏は述べています。彼らはがんという病気ではなく、病院で施されたがん治療の結果＝医原病で亡くなっているケースが非常に多いと指摘しています。これは現場を見てきた私としてもよくわかります。

その多くは感染症です。肺炎、院内感染、インフルエンザ、カンジダ菌感染症……などなど。

ではなぜ、大半のがん患者が感染症で命を落とすのでしょうか。理由は彼らの免疫力が限りなくゼロになっているからです。免疫力が失われたのは、がん患者に大量投与された抗がん剤、大量照射された放射線、不要な手術による疲弊などによる副作用が原因です。

検査で見つかるがんはがんではない場合も多いのに、それを抗がん剤、放射線、手術で悪性化、狂暴化させているのが、がん治療の実態だと私は思っています。

再発が怖い三大療法

「がん」治療といえば、日本では次の三大療法が保険で認められた標準治療とされています。

●外科手術治療
●放射線治療
●抗がん剤（薬物）治療

私自身は、この3つの西洋医学的ながん治療法それぞれについてほとんど否定しています。

がんというものは、人体において常に出現しているモノです。がん細胞は本来普遍的な細胞なのですが、現代医学はそのあたりの定義をあいまいにしています。

がんはとにかくやっつけるもの、叩くものという考え方から、この3つの治療法が当たり前のように横行しています。

「がんは毒をかき集めてくれてる細胞」と考える私から見ると、がんは叩くものという観点がそもそも間違っているのです。また重粒子線や陽子線治療に期待する人も多いですが、退治するという発想は同じで結局リバウンドしたり、酸化と二次発がんをもたらす可能性があり、対症療法の極致をやっていることに変わりはありません。

手術については基本的に否定的ですが、例えば大腸がんで腸閉塞になった場合など生命の維持に緊急を要する時には、対症療法としての手術は必要だと考えています。

もちろん早期がんに対して手術をして、がんが治癒した人がいるのは知っています。早期のがんであれば、臓器を全部犠牲にして取ってしまえば、確かに治ったといえるかもしれません。しかし現場を見ていると取りきったはずなのに、あとで再発するという人が多い。別の病気になるというのも多い。これは結局原因を考えていないからです。海外ではもはや三大療法は過去の産物なのです。その中で一番無意味どころか有害なのが、抗がん剤治療です。

抗がん剤の正体

抗がん剤とは何でしょう。その正体とは何か。

多くの人は、がんを治す薬と思っているかもしれませんが、それは間違いです。

抗がん剤の目的は、がんの増殖を抑制するということが建前になっています。そのため抗がん剤は治療薬ではなく、いわば抑制薬であり、別のいい方をすると、全ての細胞に対する強力な細胞毒です。そしてこれは副作用ではなく作用であるということです。私が患者さんに教える代表的なことに、「副作用など存在しない」ということがあります。これらは医者や薬剤師が自分たちの都合で分けているだけであって、副作用というのは作用そのものなのです。

つまり代表的な作用として、細胞の壊死、肝機能障害、免疫力低下による感染症、血小板の減少による出血のほか、脱毛、嘔吐、しびれ、発熱、下痢、食欲不振、味覚変化などがあるということです。抗がん剤の使用をやめても長期的に後遺症が続くものがあることもさらに、患者の心身を痛めつけます。そもそも医者ががんになっても、抗がん剤を使用しない人は数多いのです。

そしてやっと政府が重い腰を上げました。政府と国立がん研究センターが、高齢のがん患者に対する抗がん剤治療について「延命効果が少ない可能性がある」とする調査結果をまとめたという報道がありました（２０１７年４月26日）。本当は高齢者とか関係ないのですが。政府とトップの研究機関である国立がんセンターが、ずっと嘘をつき続けていたからこそ、日本のがん患者は今の状況なのです。

国立がん研究センターと厚労省、経済産業省が主体となり、平成19年から20年に同センター中央病院を受診したがん患者約７０００人のうち、70歳以上の高齢者約１５００人が対象となる調査を実施。がんの種類別に、抗がん剤による治療を中心に行った場合と、痛みを和らげる「緩和ケア」に重点を置いた場合とで、受診から死亡までの期間（生存期間）

を比較すると次のようになりました。

肺がん、大腸がん、乳がんで末期（ステージ4）の高齢患者の場合、抗がん剤治療の有無に関わらず、生存率は同程度にとどまり、したがって抗がん剤治療が明確な効果を示さない可能性があることがわかったのです。


例えば肺がんの場合、生存期間が40カ月以上のグループは抗がん剤治療を受けなかった患者のみで、75歳以上の場合、10カ月以上生存した人の割合は、抗がん剤治療を受けなかった患者の方が高く、生存期間も長かったという結果が出たため、肺がんでは抗がん剤治療は5年生存率に効果を示さない可能性があると指摘したそうです。

このように抗がん剤の嘘が徐々に世間に広まりつつありますが、おそらく病院ではそのことに触れる医者は少ないでしょう。

無駄で有害な分子標的薬

抗がん剤が効かないだけでなく、有害であることを著書「医学不要論」を始め、繰り返し伝えてきましたが、では最新の分子標的薬はといえば、これも効果はありません。さらに厄介なことに、最新の抗がん剤のため、データが不足し、一般の人はなかなか本当の情報にたどり着けません。そこで有害な抗がん剤の背景を絡めて、この薬の毒性を簡単に説明しましょう。

分子標的薬として有名なものに、イレッサがあります。イレッサは世界に先駆けて日本では超スピードで承認され、人体実験された分子標的薬です。イレッサはすでに訴訟となっていますが、イレッサ弁護団でさえも日本人について延命証明をされていないといっているほどです。間質性肺炎などを発症するのは4%、亡くなるのは1.6%、2012年9月までの副作用で亡くなった人は857人です。

血液がんで使用されている分子標的薬のマイロタークは全例調査633例中550例（86・9%）に副作用が発現したという調査結果があります。薬害オンブズパースンの調査では338例中306例で被験者が死亡しています。つまり9割は死に至るということです。その結果アメリカでは現在販売中止になっていますが、日本の血液学会は今でも使用しているのです。

ではほかはどうかといえば、最新の分子標的薬「オプジーボ」は、効果がない上に、皮膚がん適応だったのを、肺がんにまで広げたのです。間質性肺疾患という副作用が報告されているにも関わらず、です。肺がんの従来治療法と比較しても、生存期間は約3か月しか延長しないということですが、この数字にも実はからくりがあります。

製薬会社のやり口はいつも同じで、脱落組を作る、母体を自分たちの都合よく分ける、論文を捏造する、繰り返しの調査でおあつらえ向きのデータが出た時だけ採用する、試験期間の改竄などいつもやっていることなのです。

オプジーボは、治療費が1か月で約３００万円かかるともいわれています。医療費は国民健康保険料と税金から支払われます。ほかの分子標的薬も約数十万円で、飲み薬は月に10万以上はざらです。どうしてこんな分子標的薬が出てきたのか。それは製薬会社の利潤追求の賜物だからです。オプジーボの年間売上高は１０００億円ともいわれています。

さらになぜ分子標的薬で救われないかといえば、例え分子標的というお題目を掲げていても、液体抗がん剤を使いがん細胞に攻撃を仕掛ける限り、一時的に腫瘍が小さくなったように見えてもリバウンドが必至だからです。この薬が本当に効くのならもっと劇的に効くし、もっとたくさん治る人が出ます。しかし残念ながら現場では分子標的薬の結果は出ていません。治らないどころか、強烈なリバウンドによって死を早めることになるのです。
また興味のある方はネットでオプジーボの添付文書（医者や薬剤師向けの製品情報）をご覧ください。既存の抗がん剤との比較では数か月程度延命効果が出ているようですが、抗がん剤未治療者（抗がん剤を使用していない患者）との比較では有効性及び安全性は確立されていないとはっきり書かれています。

抗がん剤を断つことは、がん治療の要のひとつと考えています。

がんはリバウンドする

抗がん剤治療や放射線治療を受け続けるとリバウンドすることを知っておくべきです。

1985年アメリカ国立がん研究所のデヴィタ所長は「がんの化学療法は無力。がん細胞は反抗がん剤遺伝子（ADG・アンチドラッグシーン）を変化させ、抗がん剤毒性にすぐ耐性を獲得する」と発言しています。

つまりがん細胞を叩いて撲滅させようとしても、実際はうまくいかないのです。抗がん剤を使用すればするほど、がん細胞は凶暴化し、悪性化して再増殖を開始します。リバウンドするのは、抗がん剤治療だけでなく、放射線治療も同様です。そのデータも存在します。つまり、抗がん剤や放射線治療をすればするほど病気は悪化する可能性があるのです。

「がんもどき」と「転移」の嘘

「がんもどき」とは、がんのように見えるが実は偽物のがんで、放置しても問題がないものです。したがって転移もしません。この言葉は「患者よ、がんと闘うな」などの著者である近藤誠氏が世に出した言葉です。私はがんもどきという言葉は使いませんが、氏のいいたいことはわかる気がします。

医者という人種はしょっちゅう誤診ばかりしています。例えば、白血病という血液のがんと宣告された私の患者から、1か月後に白血球の数値の異常がないという結果を聞いています。また誤診に振り回され、「がんもどき」を信じたことで、手術に至った患者も少なくないと思われます。10年、20年以上放置しても、症状が現れないのなら、それを一般の人はがんだと思うでしょうか？

また「転移」と診断されたら、注意が必要です。検査のために放射線を浴びることで、発がんすることもあります。日本の過剰な検診による放射線被ばくもがん増加の一因なのですが、そのような情報は一般にはなかなか届いていないのが現状です。

最初のがん治療から3～5年もの間、異常がなかったのに、5年以上たってからぽつぽつと2つぐらいがんが見つかると、転移という診断で、ステージ4（末期がん）にされてしまい、すぐに抗がん剤治療を宣告されるケースが多々あります。しかしそのがんは転移ではなく、新しいがんかもしれません。それ以上にがんではない可能性が高かったりします。しかし多くの場合「転移」になってしまうのです。

転移と診断されても本当に転移したのかどうかは怪しいのです。ＣＴの映り方によって「がん」と診断されることもあるからです。では病理検査結果をもとに判断すべきという見解はどうでしょう。それがなされていれば良いのですが、残念ながら病理検査に出さずに治療に入ってしまうケースも多いようです。病理検査が難しい部位に対して、「転移」という診断だけで、盲目的に抗がん剤治療という流れは、現場にいればよく見かけることです。そしてそういう人に限って体調は元気だったりして、手術して病理検査に出したら、がんではなかったという場合もあります。

ですから、くれぐれもＣＴ検査などだけで判断しないことです。

医者のいうことを鵜呑みにするリスクを少しはおわかりいただけたでしょうか？

がんの三大療法のいかがわしさについて初歩的なことは書いてきましたが、この本は三大療法の嘘が主たるテーマではないので、ぜひ自分でもいろいろと調べてみてください。

第四章

がん患者が食べてはいけないもの

第一章の社会毒では、砂糖を始めトランス脂肪酸や牛乳など、がんだけでなくあらゆる病気を誘発する食を取り上げました。がんと診断されたら、食を見直し、変革しようとする患者が多いです。そこで本章ではさらに具体的に間違いだらけの食を指摘し、食べてはいけないものを具体的に取り上げます。自分ですぐに改善できるのは、まず食生活から。しかし食事で全て良くなるわけではない、ということを念頭に置いてお読みください。

トクホは摂ってはいけない

特定保健用食品（トクホ）なら安全かと思っている人がいるようですが、これは大きな間違いです。

これらは厚生省が審査して許可したものですが、実際かなり深く研究したデータもなければ、実験も行われているわけでもありません。トクホの問題は、商売的な色合いのほうが強いといえる商品ばかりということです。はっきりいいますと、どのトクホ商品であっても健康に寄与する商品はありません。

トクホのコーラのような添加物だらけの商品は論外ですが、砂糖や人工甘味料が社会毒であることを知っていれば、これが健康に良いとは決して思えないでしょう。トクホのコーラの中身はアスパルテームやアセスルファムカリウム、つまり発がん性を疑われる人工甘味料とカラメル色素やカフェインなど水と添加物だけで製造されているわけです。

また、トクホ商品は脂肪の吸収をゆるやかにするとか、コレステロール値・中性脂肪値を下げる、脂肪を吸収しやすくするとか宣伝されていますが、コレステロールが低いほどがんになりやすいことがわかっています。

栄養が失われている野菜ジュース

市販の野菜ジュースは、あたかも1日分の野菜成分を摂れるようにうたわれていますが、あくまでもジュース一本350グラムの野菜を使用しただけであって、350グラムの栄養素など入っておりません。

しかも「市販の野菜ジュースは製造の段階で栄養素のほとんどが失われてしまう」ことがわかっており、日本の野菜ジュースの原料のほとんどが海外から輸入されていることも重要です。野菜をドロドロのペースト状に濃縮したものを冷凍して持ち込み、国内で水を加えて元に戻しているだけです。

市販ジュースに表記されている「濃縮還元」とは、この製造過程のことです。この濃縮還元の工程によって、野菜に含まれている栄養素はほとんどなくなります。しかも食物繊維は飲みにくいため、取り除かれることがほとんど。全くといって良いほど、栄養素が入っていないのです。それを補うために、香料まで加えているものもあるのです。

また遺伝子組み換えや農薬の問題、肥料から生じる硝酸態窒素の問題もあります。さらに糖分を加えているものまでありますから、がん患者にとってこの上なく体に悪いものになっています。さらに東洋医学的に考察しても野菜ジュースは体を冷やすので、野菜＝ヘルシーという考え方は、できるだけ無農薬で良質な野菜からしっかり摂ってこそ、なのです。

ファミリーレストランやファーストフードで食べてはいけない

これは当たり前のことですが、患者でも守らない人が多いのです。食事はなるべく自分の家で、できるだけ良質な材料で作られたものを食べることが望ましく、病気ならなおさらのことです。仕事や人付き合いで、どうしても外食せざるを得ない場合もあるでしょうが、そういう時は本当に美味しい店、食材にこだわりのある店を選びましょう。

外食そのものは否定しませんが、外食する場合は、ファミリーレストランやファーストフードに代表される大手チェーン店をできるだけ避けることが大切です。

というのは、大量仕入れによる大量生産のシステムでは、安全で美味しいものを作ることは不可能だからです。本部から送られてきた加工食材を調理するだけのシステムでは、どんな食材を調理しているのかわからない場合がほとんどです。居酒屋やラーメン店も同様ですね。またチェーン店に行かざるを得ないときは、チェーン店でも添加物をあまり使わないところと使うところがあるので、ぜひ調べてみてください。

また不自然なほど安い店も避けてください。大手チェーン店の牛丼屋や定食系の店も同じで、有害性が疑われる輸入物や添加物を使用している可能性があります。

一方、それなりに食材にこだわりを持ち、手をかけて調理した場合、それなりの価格になるのは仕方がないことです。そのため、不自然に安い店は、それなりの裏があると考えて良いでしょう。

やむなく大手チェーン店に行くことになった場合は、この本を参考に、何を食べてはいけないかをよく考えて、自分でチェックすることが大事です。

知らぬ間に食べている遺伝子組み換え食品

危険な食材といえば、遺伝子組み換え食品を思い浮かべる人も多いでしょう。

今のところ流通している遺伝子組み換え食品というのは大豆やジャガイモ、トウモロコシなどの作物が主なので、遺伝子組み換え作物と呼ぶこともあります。

遺伝子組み換え作物とは作物に、ある特性を与えるために人為的に遺伝子を操作して生み出した自然界に存在し得ない新しい種類の作物のことです。どのような特性かといえば、ほとんどが害虫耐性や除草剤耐性です。ではなぜ遺伝子組み換え作物が有害なのでしょう。

害虫耐性というのは、害虫耐性を持った遺伝子組み換え作物を食べると害虫が死ぬ殺虫成分を有しているということです。また除草剤耐性というのは、雑草を取り除くために除草剤を撒いても、遺伝子組み換え作物は除草剤の影響を受けないということです。このことを別の観点から見ると、遺伝子組み換え作物とは虫を殺す成分がある作物で、しかも除草剤耐性があるために除草剤にまみれた作物だということがわかります。

虫が食べると死んでしまうような害虫耐性は、人体に影響を与えないと考えることがおかしいでしょう。遺伝子組み換え作物の影響を調べた研究によると、短期的な影響よりも長期的な影響があることがわかっています。年間1キロの遺伝子組み換え作物を食べ続けると、ラットの研究などでは実験期間の後半になるにしたがって、がんなどが激増することがわかっています。

がんのほかにアトピーなどのアレルギー疾患や、不妊症や胎児奇形をもたらすなど、重大な健康被害が生じているのです。

「遺伝子組み換えでない食品」にこそ危険性が潜んでいる

日本には大量の遺伝子組み換え作物が輸入されています。

1996年にアメリカで初めて認可されてから20年足らずで遺伝子組み換え作物は約100倍に栽培面積を増やしており、日本におけるその全体の輸入量はすでに2000万トン近くになります。ちなみに日本国内のコメの生産量は約800万トンなので、コメの2倍以上の量が日本国内に出回っていることになります。

現在日本に輸入されている遺伝子組み換え作物は、主に大豆（枝豆、大豆もやしを含む）、トウモロコシ、菜たね、てん菜、ジャガイモ、綿、パパイヤ、アルファルファなどです。遺伝子組み換え作物の多くは家畜の飼料に使われます。トウモロコシは甘味料のコーンシロップ（果糖ぶどう糖液糖）やコーンスターチ（トウモロコシで作られたでんぷん）、菜たねはサラダ油、てん菜は砂糖などの食品の原料に使われるそうです。しかしそれらの食品に、遺伝子組み換え作物であることが書かれているものはほとんどありません。

遺伝子組み換え食品を投与したラット

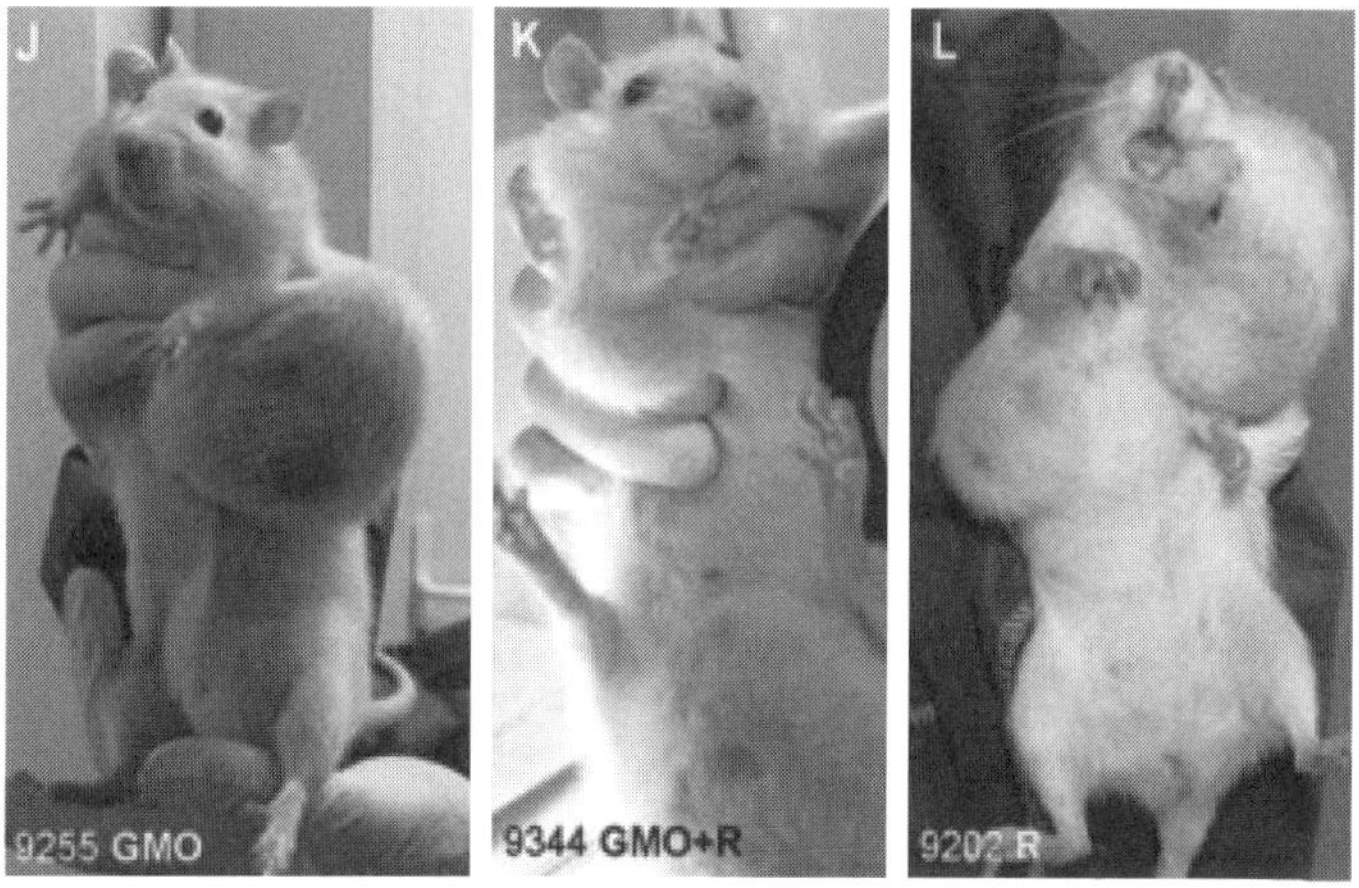

遺伝子組み換え作物の食品表示が義務付けられているのは、今のところ納豆、豆腐、コーンスナック菓子、ポテトチップス菓子など33品目の食品ですが、それ以外には表示義務がないのです。しかも5％以下の使用についても同じく表示義務がありません。ということは、私たちは知らずに遺伝子組み換えのものを口にしている可能性が高いということです。

最も注意すべき商品はお菓子や飲料水などの加工食品、さらに業務用の味噌、醤油、サラダ油などです。豆乳にもかなり多くの遺伝子組み換え大豆が使われている可能性が大です。また家畜飼料に遺伝子組み換え作物がよく使用されています。スーパーで売られている肉には、遺伝子組み換えの飼料が使われているため、牛や豚などの生体内で濃縮して何らかの影響を与えている可能性が大きいのです。

ラットでの実験からも推察されるように、その肉を毎日食べてもすぐに死には至りませんが、解毒が必要ながん患者の方は避けることが賢明です。

食べてはいけない肉を知る

がんを患うと、これまで肉や魚を好んで食べていた人も、玄米菜食にしなければならないと思い込むあまり、肉や魚を一切摂ることをやめてしまう人もいるようです。しかし肉を摂ること自体は、問題がないどころか、体に栄養を与えるために必要なことです。食事療法のさらに詳しい説明は五章を参考にしてください。ここでの第一の問題はどんな肉を食べるかということです。

がん患者がいなかった先住民のほとんどが動物性のものを食べて非常に健康でした。動物性の食品のほうが栄養豊富なことは食品表示を見ても栄養学で考えても常識的なことです。

ただし現代の肉は、非常に多くの問題を抱えています。というのは、現代の肉は畜産によるもので、先住民が食べていた肉とはかなりかけ離れたものになっているからです。

現代の問題となる肉の飼育方法について、次の4つに注目してください。

①国籍…どこの国で育ったものか
②エサ…どのようなものを食べて育ったか
③環境…どのような環境で育ったか
④投薬…薬を与えられているかどうか

国産に関しては、日本産の食肉に問題がないわけではありませんが、輸入物に比べてはるかにマシです。ただ、日本産だから安全なのではなく、海外のほうが安全な場合もあります。ようするに畜産業者次第なのです。

肉に対する価値観は国によって異なりますが、日本人がありがたがる「霜降り肉」は、家畜を不自然にメタボにした肉です。そのような肉が健康的な肉だといえるはずはありません。

さらに大事なことは、どのようなエサが与えられていたかということです。

外国産の食肉の中には、遺伝子組み換え飼料が与えられているのが当たり前で、驚くことに生き物に与えるべきでないエサもあるのです。

アメリカ産牛肉を食べてはいけない理由

狂牛病が発端となって、アメリカ産の牛肉が危ないことが知られることになりましたが、のど元過ぎればなんとかで、騒ぎがいつの間にか忘れられると、アメリカ産の牛の輸入が再び増加の一途をたどっています。ところが、アメリカ産の肉牛は想像を絶するエサを与えられてきました。それはレンダリングプラントという、動物の死骸をミンチや粉にした飼料です。一種の共食いで、これが病気を生み出す一因であると指摘されています。アメリカ人でこのことを知っている人は、アメリカ産の牛肉を口にしないのが常識となっています。最近でこそレンダリングプラントの害が指摘されるようになり、使われなくなってきているといいますが、どこにどんな形で入ってくるかは誰にもわかりません。

またブラジル産の鶏肉も非常に安価で売られていますが、これは現地人も食べないといわれています。

ブラジル産の肉は、せまい圃場、抗生物質と成長ホルモン剤を投与することで大量生産・早期出荷を可能にしたのです。アメリカでは、ブラジル産の鶏肉を2000年初めに輸入停止しています。その肉が日本では売られているのです。地球の反対側から、安くない輸送費をかけて日本に運んでいるのに、なぜ安いのかをよく考えてみてください。

育てられた環境も大事です。狭い建物の中で窮屈に育てられた家畜と、牧場で放牧されている家畜のどちらが健康的なのかは、一目瞭然です。

不健康な環境で不健全なエサを与えられた家畜は病気になりやすいため、抗生物質を与えられている可能性が大きいわけです。中には成長を早めるために成長ホルモンを与えられている家畜も多く存在するでしょう。狭い建物で薬を投与されている肉は避けるようにしましょう。

放射能汚染されていない獣肉

食べても良い肉を選ぶことは大変なことですが、個人的にお勧めしているのが、馬肉とラム肉、獣肉（シカやキジやイノシシ肉など）です。さらにその中で理想は、狩猟解禁期間に狩猟によって得られた天然の鳥獣肉であるジビエです。

天然のジビエ肉は、高タンパクで栄養豊富な上に、ほかの食肉と比べてホルモン剤や薬と遺伝子組み換えのえさが使われてない食肉だということです。最近はジビエ肉がブームであるようですが、ここで気をつけたいのが、福島原発事故後に広がった放射能汚染です。天然の動物は非常に放射能汚染されやすいので、狩猟された場所を選ぶ必要があります。

一般的に販売されているソーセージには添加物だらけ

ソーセージに代表される加工肉は、普通の食品以上に質を誤魔化しているところに問題があるといって良いでしょう。例えば、スーパーやコンビニなどで一般的に売っているソーセージには、肉や塩などのほかに、多量の添加物が使用されています。

添加物の筆頭がリン酸塩、亜硝酸ナトリウム、増粘多糖類、グルタミン酸ナトリウム（アミノ酸などと表示）、カゼイン（いわゆる乳タンパク）、コチニールなどです。

また塩酸処理されているものもありますが、もちろん食品表示はされていません。

これらの添加物は、発色を良くしたり、保存期間を延ばしたり、柔らかい食感にすることなどを目的に使用されていますが、添加物の中には、発がん性を指摘されているものも含まれています。

２０１５年10月26日にＷＨＯが「加工肉は人に対し発がん性がある」と警告したニュースを覚えている方も多いと思います。

添加物を使用しなくてもソーセージを作ることができます。そもそもソーセージは保存食品なのですから、不必要な化学物質を加えて保存期間を延ばす必要はなく、塩という最良の添加物で一定期間保存できるし、冷凍で保存ができるのです。昔でいう干し肉こそ、添加物がなく、安全でした。もしソーセージ、ハム、ベーコンなどを食べるのなら、無添加のものを選びたいものです。

問題が多い養殖魚

がん患者の方の中には、「飼料などで汚染されていると思うだけで、肉を食べられなくなった」といって、魚を健康に良いとしている方がいます。では魚は体に良いのでしょうか。

これは本当であると同時に、嘘であるといえます。良質の魚を食べることは健康的ですが、問題のある魚を口にすると不健康になります。肉と同様のことがいえるのです。

まずは養殖魚に問題があります。養殖というとサーモンやハマチなどをまず思い浮かべますが、基本的に養殖魚を育てる混雑した狭い養殖場では病原体も多く、水質汚染も指摘されています。また、身を天然に近い健康的なピンク色にするため染料を混ぜたエサを与えられている養殖サーモンも多いといわれています。

例えばハマチの養殖は狭いイケスの中で「密飼い」という名称の大量飼育をされ、エサはイワシなども与えられていますが、合成飼料も混ぜられているともいわれています。このため抗菌薬、ホルモン剤などが病気予防と称して大量にイケスに投与されます。

また養殖の大型魚の場合、海洋汚染によるダイオキシン、カドミウム、有機水銀などが蓄積しやすく、さらに最近は放射能のことも考慮しなければいけないような状況になりました。

例えば安い回転寿司屋さんやスーパーの食品売り場で見かけるネギトロなど、とうてい安全とはいえません。本来、マグロの中落ちや脂の乗ったトロを細かく刻み潰したのがネギトロですが、格安で売られているネギトロは、廃棄に近いマグロの赤身に植物性油脂（＝ショートニング＝トランス脂肪酸）添加物を加えて作ったものです。

やはり魚を食べるのであれば、天然の魚が良いでしょうが、放射能の問題や獲れた海の汚染度については考慮する必要があります。海の魚は垂れ流しの放射能が濃縮しやすいので、産地を考えることが重要です。個人的な意見ですが、私はできれば日本海や北海道や九州や瀬戸内海で獲れたものが良いと思います。さらに海の環境悪化の問題を考えると、生物濃縮が進んでいる大きな魚より、小さめの魚を選ぶことが望ましいでしょう。

食べてはいけない野菜～カット野菜

コンビニの野菜サラダやスーパーなどでも販売しているカット野菜は黒ずんだりしおれてしまっては売りものにならないため、変色防止や殺菌・消毒などの処理が施されているのです。カットした野菜は「次亜塩素酸ナトリウム」という非常に強い殺菌効果のある消毒剤に浸して変色防止と殺菌処理をし、さらにシャキシャキ感を出すために「ＰＨ調整剤」に浸すこともあります。

「次亜塩素酸ナトリウム」はカビ取り洗剤や哺乳瓶の殺菌洗浄剤にも使われている強烈な

薬品です。ところがカット野菜として販売される場合には「次亜塩素酸ナトリウム」の表示義務がありません。なぜなら製造工程で使われた化学薬品については加工助剤として表示義務が免除されるというマジックがあるからです。

農薬まみれで、そもそも栄養価の低い野菜に、こういった処理を行うと、サラダの野菜に含まれる栄養価がさらに少なくなるのは当然のこと。そんな野菜をいくら「20品目」摂ったとしても、体に良いわけがありません。がん患者の方はできるだけ無農薬の野菜、旬の野菜をそのまま食べてください。サラダで食べてもおしんこで食べてもゆでて食べても良いですが、まずは本当の野菜や野草を食べることです。

うまみ調味料は毒性が強い

うまみ調味料は、人間が美味しいと感じる成分を人工的に作り出したもので、その主成分はグルタミン酸ナトリウムやイノシン酸ナトリウムです。

グルタミン酸ナトリウムの研究についていえば、ワシントン大学のジョン・W・オルニー博士がグルタミン酸ナトリウムを生まれて間もないネズミに飲ませたところ、目の網膜に異常が起きるという結果を得ました。原因を究明しようとしたところ、グルタミン酸ナトリウムが、脳下垂体という成長や性成熟に関係する重要な脳の器官を損傷することがわかったといわれています。

さらに肝臓や卵巣、子宮や副腎にも異常が認められたと報告されています。この異常はマウスのほかにもラット、ウサギ、ニワトリ、アカゲザルなどでも確かめられたそうです。グルタミン酸ナトリウムはレプチン抵抗性を高め、内臓脂肪増加の要因となり、空腹感と脂肪蓄積の悪循環を招いて、心臓病や糖尿病、メタボリックシンドロームのリスクを高める作用があるからです。

しかも今やグルタミン酸ナトリウムは、いろいろな食品に入っています。ではなぜこのような危険な物質を入れるかといえば、美味しくみせかけるためです。美味いと陶酔させたいのです。科学的に美味しいと錯覚させることで、商品が売れたり、さほど美味しいわけでもない料理店でも美味しいと誤魔化すことができるからです。

うまみ調味料はスーパーマーケットの加工食品のほとんど全てのものに入っているのが現実です。最近では食品添加物として使用される場合は「アミノ酸等」と表示すれば良いことになっています。だしの素、漬物、インスタントラーメン、かまぼこ、ソーセージ、ポテトチップス、せんべいを始めとして、広範囲にうま味調味料が使用されているのが現状です。これらは食欲中枢を破壊し、様々な部分で体に悪影響を与えるため、できるだけ入っていないものを食べるようにしましょう。

第五章

食事療法をどう考えるか

食事の基本は「風土・丸ごと・季節」

第四章ではがん患者が食べてはいけないものを挙げてみました。これは第一章でお伝えした「社会毒」を具体化したものです。食べてはいけないものを列挙すると、「安心して食べられるものがない」と嘆く人もいるかもしれません。しかし患者一人ひとりが食に対する意識を高めることにより、なぜがんにかかってしまったのか原因の一端も見えてくるかもしれません。そして今の日本でも探せば安全な食品、体に良い食品がたくさんあることを、知ることが第一です。

しかしがんを実際に消すとなると、食材だけではうまくいかないことが多いのです。この次に学ぶことは食事療法、つまりどんな食材をどんな割合で食べれば良いかということです。これは人それぞれ体質が違うので、勉強する必要が生じます。ここではがんを克服するための食に対する姿勢や、食べ方や推奨する食材についてお伝えします。

食事で意識してほしいのは次の3点です。

1 日本の風土に合ったものを食べる

これは「身土不二（しんどふじ）」に基づいた考えで、「身（体）」と「土（土地）」は「不二（切り離せない関係）」という意味です。ただ、世界中の料理が食べられるようになり、世界中の農作物が日本でも作られるようになった現代の日本では、日本の風土に合ったものが何なのか、非常にわかりにくくなっているといえます。一方で、料理の世界では和の野菜を使う店が増えてきています。イタリアンやフレンチといったレストランでも、ごぼうやかぶ、大根といった和の野菜を使ったり、伝統野菜を農家と一緒になって復活させたりなど、良い傾向が出ています。このようなレストランに習って、家庭でも和の野菜を積極的に取り入れてみてはどうでしょう。和野菜を洋風にアレンジすれば、飽きることなく日本の風土に合ったものを食べ続けることができますから。

2 食べ物を丸ごと食べる

「一物全体」や「ホールフード」という言葉を耳にする機会が増えました。これは東洋医学の思想で、例えば、肉なら筋肉だけ食べるということはしない、魚なら頭から尻尾まで、いもやにんじんは皮付き、葉付きのままで、米は玄米で食べようという考え方です。丸ごと食べる良さは、たとえば穀類や根菜類などは糖質が高い反面、丸ごと食べることによって体に適した間接糖のかたちで取り入れることができます。精米した白米は米の栄養素を全て除去した糖質の塊ですから、玄米で食べることで外皮にあるビタミンやミネラルといった栄養素を摂取することができるのです。

マクロビオティックやホールフードなどの、横文字言葉を使う必要などないでしょう。日本に古くからある身土不二と一物全体という素晴らしい言葉と精神を忘れないことが大切です。

3 季節に合ったものを食べること

「季節に合ったものを」と聞くと、「旬のものは美味しいから」と考えるでしょうが、それ以上の意味があるのです。「滋味豊かな旬の料理」などという表現がありますが、滋味とは栄養豊富で美味しいという意味です。旬の季節に育った作物こそ栄養価が高いといえるでしょう。東洋医学の観点からいっても、季節に合ったものを摂ることは自然の摂理に沿ったことになります。

例えば、今ではハウス栽培の進化で、真冬でもきゅうりやトマトがスーパーに並びますが、きゅうりやトマトは体を冷やす夏野菜です。真冬にわざわざ季節外れのしかも割高な夏野菜を食べて体を冷やして、病気を招く道理はどこにもありません。季節にあった作物を食べる。こうして自然の摂理に合わせることが、何よりも重要です。

それでは、各季節にどのような食べ物を食べるのが良いのか、季節ごとのキーワードと、私が食べると良いと考える食材の例を挙げておきますので、参考にしてください。

春のキーワードは〝苦み〟。山菜を始めとする苦みのある春野菜を食べると良いでしょう。日本では古来から春野菜が持つ苦みや香りが心身を刺激して活性化させるといわれていま す。実際に春野菜には解毒作用や抗酸化作用の働きの高いものが多く、冬の間溜め込んだ老廃物を排出してデトックスしてくれます。

夏のキーワードは〝体を冷やすもの〟。東洋医学では体を冷やす野菜は温かい地域で夏に収穫するものが多く、体を温める野菜は寒い地域で冬に収穫するものが多いと教えています。そして上に向かって育つ野菜は体を冷やすものが多く、逆に下に向かって育つ野菜は体を温める野菜が多いと教えます。

トマト、ナス、ピーマンなどの夏野菜を冬に食べている人がいますが、東洋医学的な教えによれば、冷えを誘発することになりますので、ご注意ください。冷えは万病の元といいますから、がん患者の方は特に気をつけるべきでしょう。

秋のキーワードは〝ジビエ〟。秋は美味しく、しかも栄養素に富む食材が豊富です。内にこもる冬に蓄えるための時期だと考えられる秋に勧めたいのが、ジビエです。私は肉食を否定している医学者ではありませんので、野生で育ったジビエの肉は、筋肉質で脂肪分が少なく、高タンパク、高ミネラル、低カロリーで生命力に溢れているので勧めます。ただし、ジビエは前述したように、放射線の影響を受けやすいので産地を選ぶことが不可欠です。

冬のキーワードは〝鍋〟。野菜や肉、魚をたっぷり摂ることができて、しかも簡単に作れます。だし汁には栄養が浸み込んでいますので、鍋の季節にはできるだけ無農薬の野菜か、農薬除去剤や重曹などで、周囲の農薬だけでも落とすと、味もぐんと良くなります。ダシも化学調味料をやめて、できるだけ本物のダシにしましょう。

良質の油を多く摂る

前述したように、トランス脂肪酸は摂ってはいけないとお伝えしました。悪い油をやめて、良質の油を摂る理由を、がんに対応する体の働きから紐解いてみましょう。

全ての細胞は、細胞膜に「糖鎖」というアンテナのようなものがついていて、細胞間の情報伝達を行っています。もし細胞に遺伝子変異が起こってしまうと、このアンテナから指令が出て、まず遺伝子を修復する酵素が働き出します。それでも対処しきれなかった場合は、免疫系の細胞が働いて遺伝子変異が起こってしまった細胞を倒します。この二段構えで、私たちの体は組織や臓器をがんの増殖から守っているのです。

細胞膜は、脂肪酸やコレステロールからできています。ということは、良い脂質で細胞がコーティングされていないと、糖鎖がしっかりと機能しないのです。

トランス脂肪酸が細胞膜に入ると、細胞間の情報伝達が不完全になってしまいます。それが原因で、遺伝子異変の起こった細胞を見逃してしまうことで、がんを誘発してしまう可能性が高くなります。

家族間の遺伝はがんに関係ありませんが、食物などによる遺伝子変異は大いにがんに関係があります。

また糖鎖が免疫系統に働きかけをするという性質を考慮すると、トランス脂肪酸など有害な油脂によって、糖鎖が正常に機能しなくなれば、がんはもちろん、ウィルスや菌にも対抗できなくなってしまうのです。

そこで積極的に摂ってもらいたい油脂は、オメガ3です。というのは、オメガ6であるリノール酸には、炎症を促進する物質を合成してしまう作用があるといわれているからです。オメガ6が悪いわけではないのですが、現代人はオメガ6ばかり摂りすぎです。オメガ6と拮抗する作用を持つオメガ3を摂れば、炎症促成物質を抑制することができると考えられています。

特に魚に含まれるEPA、DHA（ともにオメガ3）には、がん抑制効果が認められているのです。

脂肪酸の種類

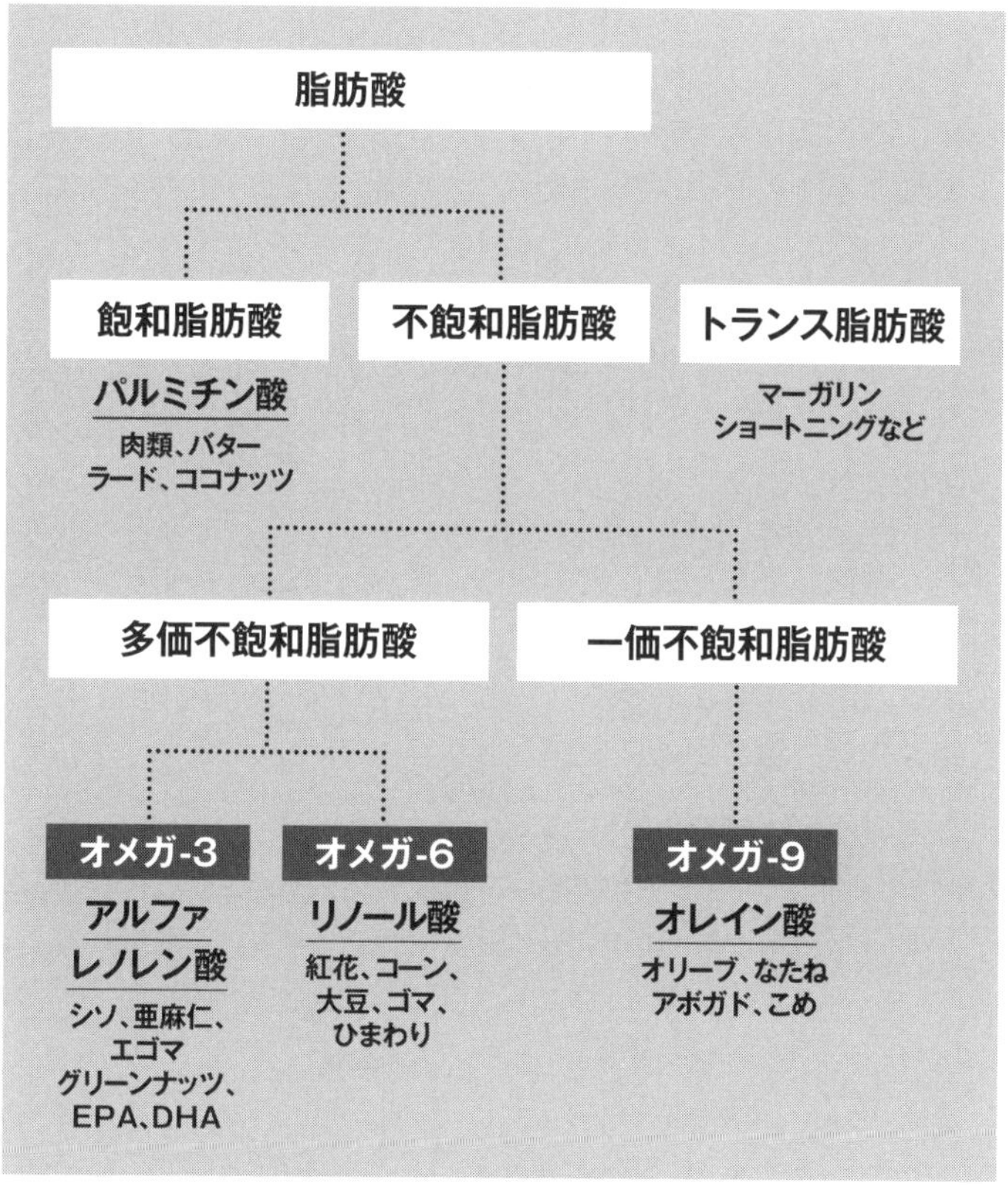

傍線は特に重要とされる脂肪酸。

米や野菜は「古い種」のものを選ぶ

がん患者の方の中には、玄米菜食の食事が体に良いという情報を得て、これまでの食事を見直し、肉食をやめて玄米菜食に切り替える人が多く見られます。確かにこの玄米菜食系の食事には大きな利点があります。特に古来種の玄米は昔の果物と同じで品種改良されていないので、糖度が低く遺伝子変性していません。

そのため私は米や野菜を買う場合、古来種（固定種・在来種）を選ぶように指導しています。いい換えると、操作をされていない種で種取りができる種ということです。もちろん、無肥料、無農薬で育成されたものがベターであることはいうまでもありません。

私は自然農法を実践している方々をよく知っていますが、彼らの多くは在来種の種取りできる野菜を育てています。こうした米や野菜は、スーパーはもとより一般の小売店ではなかなか手に入れることはできませんが、インターネットなどで調べると見つかるものです。でも昔はこれが当たり前だったのです。

米についていえば、個人的には自然農法で育てているササニシキの玄米や、それより前の品種の玄米を食べることを勧めています。コシヒカリの最初の種はササニシキと変わらないのですが、その後の種は放射線を当てて改良（というより改悪）している種が多いのです。遺伝子が傷つき、糖度が不自然に増やされた形になっています。それを白米にしてしまうとほとんど砂糖と同じようなものです。昔の米というのは、もう少しさっぱりとしていて、糖度は低く栄養素の含有量が高いという特徴を持っています。

ネバネバ食品は優れた解毒食品

健康のために推奨されているネバネバ食品。納豆に代表され、山芋やオクラ、ウナギ、豚足、軟骨などが挙げられますが、これらはムコ多糖類を含んだ食材です。

ムコ多糖類は、レジスタントスターチという難消化性でんぷんで、食物繊維に近い働きをします。

また免疫力強化、血糖値調節、新陳代謝促進などだけでなく、骨の形成促進、水分媒介による組織への栄養供給に優れているものです。

多糖類はその名の通り、糖ですが、必ずしも悪いわけではありません。悪いのは精製したような砂糖や果糖で、さらに大事なポイントは糖類の摂取のバランスです。砂糖はもちろんダメですが、穀類は摂り過ぎないことが大事であり、それと同様にムコ多糖類の摂取を考慮しながら、糖類や炭水化物の総量に注意すること。これが栄養学的には重要なことです。

とはいえ、ムコ多糖類は、単なる糖質とは違う形で効果があります。食物繊維を含むため解毒力があり、免疫調整効果があります。ムコ多糖類は食品でいうと、前述以外に、アンコウ、ドジョウ、ナマコ、すっぽんなどのヌルヌル系、カレイ、ヒラメ、アワビ、カキ、魚の目玉の周り、フカヒレ、ツバメの巣、そしてアロエの中にも多いです。

発酵食品で腸内環境を整える

発酵食品は、人間の腸内環境の向上に効果があることも、がん患者の方に限らず、健康に留意している人なら知っている知識でしょう。

腸内環境が向上すると、腸の働きが良くなり、効率的に消化吸収が行われて、体に必要な栄養素が作られるようになります。すると食欲も自然に抑えられ、小食にしてもつらくなくなります。

発酵食品は、そのまま食べると菌は生きていますが、火を通すと菌は死んでしまい、火を通さなくても胃酸で大半は死んでしまいます。

まるで意味がないようなことに見えますが、実は死んでしまった菌が大量に腸に流れることによって、アミノ酸まで分解されるため、余計な消化酵素を使うことが減ります。そのため酵素をほかに使用することができますから、健康効果が増すというメリットもあるのです。

代表的なものは味噌、醤油、納豆、漬物、梅干しなど和の食品のほか、キムチなどが挙げられるでしょう。これらの発酵食品は外食であっても比較的食べることが容易なものなので、積極的に摂ってください。ただし、発酵食品についても発酵菌が人工のものもありますので、よく調べて選んでください。また味噌や漬物は自分で作ってみても良いでしょう。

食事療法は体質で決める

がんの食事療法には、玄米菜食、まごわやさしい【豆類、ごま、わかめ（海藻）、野菜、魚貝類、しいたけ（キノコ類）、いも類】、糖質制限、ケトジェニック、ローフード、断食などいろいろなものがあります。

一般的にがんを治療するための食事療法として、玄米菜食やマクロビオティック、まごわやさしいなどの食事法やナチュラルハイジーン（果実ベースの食事）が存在します、

しかしこれらの菜食主義的な食事法だけが、本当にがん食事療法に相応しいかどうかは検討する必要があります。言葉を換えると、その人に合うかどうかを分析して決定するべきと考えています。

前述したように、がん患者がいなかったネイティブアメリカンや先住民に肉食が多かったことを考慮することも見逃せない観点です。彼らが食していた肉や魚には、生体を構成するために必須のアミノ酸や油が含まれているからです。このことからも必ずしも肉食ががんに悪いとはいえません。菜食療法者は決してこのことを語らないのです。

主な食事法

玄米菜食	その名の通り、玄米と野菜しか食さない、もしくはほとんどそれが中心の食事法。
マクロビオティック	食文化を研究した桜沢如一が提唱した、玄米や雑穀、野菜、海藻を中心とした食事法。玄米菜食を正食としている。また身土不二、一物全体、陰陽調和など東洋医学的基本理念を掲げている
ナチュラルハイジーン	新鮮な空気と水、食事、十分な睡眠や休養、適度な運動、日光、ストレスマネージメントを六原則とし、人間の特性は果実食であり、午前中は果物のみを食べ生野菜を中心にし、動物性蛋白質は控え精製加工食品は食べない、を方針とする。
まごわやさしい	日本にあっていると昔からいわれてきた食養生法。まめ、ごま（種）、わかめ（海藻）、やさい、さかな、しいたけ（キノコ類）、いも、を主にして食べる。
ローフード	野菜、果物を生で食べることを重視した方法論で、酵素の働きが熱で低下することを防ぐ考え方。本質的には肉や魚にも適応できるが、現代においては野菜の酵素を重視し菜食的なスタイルとなっている。
糖質制限食	ブドウ糖や果糖などの糖類や糖質を多く含む炭水化物などの摂取を控え、糖質制限することによってケトン体を作りだし、脂肪をエネルギーに変える方法。
ケトジェニック	糖質制限食の中でも特に糖質の制限が厳しい。スーパー糖質制限などとも呼ばれる。ほぼ糖質を摂らず、ケトン体中心の体質に作り変えてしまう。
MEC食	糖質制限食の中でも肉（MEAT）、卵（EGG）、チーズ（CHEESE）を中心とする方法。一口30回よくかむことを重視している。これら3つはお腹いっぱいに食べてもいいとされている。
先住民食	虫歯がなかった先住民族の食生活だけでなく生き方や人生観を模倣しようとする概念に基づいた方法。近代食（砂糖、精製穀物、保存食、植物性油）を摂らないようにするほか、文明的毒物にも注意を払おうとする。

ただし、肉食でないとアミノ酸が摂取できないわけではないことも、もちろん考慮しなければならないでしょう。がん研究で有名なコリン・キャンベル氏は『葬られた「第二のマクバガン報告」』（グスコー出版刊）で、ホールフードの緑黄色野菜や豆類には必要量のタンパク質が含まれていると記しています。

このようにがんにかかった場合、肉食が良い、菜食が良いという二元論ではなくそれぞれの体質によって食事法は決められるべきと私は考えています。

菜食が良いと聞いたら「結果」が伴っていないにも関わらず菜食に固執する方がいます。しかしなかなか状態が改善しない場合には一度見直したほうが良いでしょう。結果というのは「治った」「消えた」というケースを前提にし、「生存期間が延びた」ということを前提にしていないことをここで断っておきます。

私は、例えば栄養状態の改善が必要と判断した場合には肉食を勧めることもあります。がんは人それぞれ原因が違うので一概に菜食が良い、肉食が良いとはいえないのです。食事法の正解はひとつではないことをぜひ覚えておいてください。

農耕民族型の食事と狩猟民族型の食事

これまで私は進行がんの患者には、植物の解毒力を考慮して菜食的な食事法を勧めることが多かったのですが、基本はあくまでも個人の体質やその時の病状に合うものを食すべきと考えています。

後に述べるメタトロン（周波数測定器）によって判定すると、大きく「農耕民族型」と「狩猟民族型」という2つの体質に分かれます。

❶農耕民族型の食事

農耕民族型の体質だと診断した場合には「出す」（解毒）の食事療法を主とします。がんの治療だけでなく、アトピー患者にも効果的なことが多いです。

マクロビオティック、ナチュラルハイジーン（果実ベースの食事）、ローフードに代表される食べ方です。

また「ま・ご・わ・や・さ・し・い」【豆類、ごま、わかめ（海藻）、野菜、魚貝類、しいたけ（キノコ類）、いも類】と、発酵食品が豊富な伝統和食も、こちらに入ります。

動物性食品を一部摂る場合は、魚や卵、鶏肉（二本足の肉）などが主になります。

玄米、野菜、豆のどちらもフィトケミカル（ポリフェノールに代表される。身体機能には直接関係しないが、がんの危険性を減少させる働きがあるとされる）や食物繊維が豊富。この食べ方に切り替えると、体の排泄力が高まります。

この食事法は「解毒」に向いた食べ方です。添加物や農薬に気をつけているマクロビオティックや自然食志向は、当然こちらに属します。

農耕民族型の食事は、社会毒が少ないというメリットがありますが、一方で肉類や魚類、卵をほとんど摂取しないため、栄養不足になりがちです。そのため完全な菜食はお勧めしていません。肌つやが悪い、虫歯がある、覇気がない、体温が落ちている、精神的に執着が深い、色気や油っ気がない場合は危険サインです。

2 狩猟民族型の食事

反対に狩猟型の体質だと診断した場合には「入れる」（栄養補充）の食事療法を処方します。

肉、魚、卵などの動物性食品を積極的に摂る一方、穀類をほとんど摂らない「糖質制限食」が代表格です。「先住民食」「ケトジェニック」などの名称もありますが、似たものだと思ってもらって結構です。

動物性食品には、体を作る上で必要なタンパク質、脂質のほかミネラルやビタミンも豊富です。がん患者の方で狩猟民族型の食事が合う場合、糖質制限食に大量摂取のビタミンCという組み合わせをするクリニックがあります。しかし私はビタミンC大量療法はお勧めしておりません。それにはいくつか理由がありますが、一番はがんを退治する考え方が抗がん剤に近いからです。

狩猟民族型の食事は、栄養は多く糖質は少ないが社会毒も多くなるというデメリットがあります。大気汚染、土壌汚染、海洋汚染が進んでいる今、動物が育った環境で取り入れてしまった有害物質を、その動物の肉と一緒に摂ってしまうと、さらに危険性が高まります。特に食物連鎖が上位に行けばいくほど、毒が濃くなってしまい生体濃縮を引き起こすこともあります。そのため、食材には野生肉のような社会毒を含まない肉を選ぶなど、細心の注意が必要となります。産地が放射能汚染地域以外の鹿や猪など野生肉や養殖ではない小型魚などをお勧めしています。

それぞれのメリット、デメリットを理解した上で、デメリットを少なくしながら、解毒（デトックス）効果のある食材を積極的に取り入れることにより身体が浄化されていきます。

解毒に向く食材を知る

「農耕民族型」の食事は解毒に向いていると前述しました。それに加えて次のような解毒に向いた野菜や加工食品を多めにすると、より体調が良くなるでしょう。

●玄米

ビタミン、ミネラルに富む表皮部分が残っている玄米は、解毒作用が期待できます。

玄米に含まれるイノシトール、オリザノールは体内の解毒を担う肝臓の働きを強化し、放射性物質の中和、解毒にも効果的といわれています。

留意したいことは、無農薬や自然農法で育てられたものを選ぶことです。というのは、玄米は精米しないため、そのぶん残留農薬や残留化学肥料を体内に入れやすいからです。

●はと麦

強い解毒作用があり、漢方薬として処方される「ヨクイニン」という成分が豊富です。

●梅干し

天日干しにし、塩で漬け込んだ梅干しは、古来、高い薬効があるとされてきました。漬け込む過程で生じる天然のクエン酸は、化学物質や放射性物質の解毒、ウィルスの撃退に役に立つことが証明されています。

梅干しを買うなら天然で漬けられ、できたら3年以上熟成されたものを選んでください。

●納豆

乳酸菌と同様に、納豆菌が腸内環境の働きを整える作用があります。

遺伝子組み換えでない大豆を使い、食品添加物を使用せず、できれば昔ながらの手法で発酵されたものを選びましょう。

●たくあん・ぬか漬け

発酵食品の中でも、乳酸発酵をしているものは腸内殺菌の働きを整える効果が期待できます。

さらに日本人の食の歴史を紐解くと、ヨーグルトといった乳酸発酵食品より、たくあんやぬか漬けのほうが体に合っているでしょう。

たくあんは天然塩を使用して天日干しで作られたものを、またぬか漬けの市販品の大半は化学調味料が添加されていると思われるので、家庭で無農薬の米ぬかと天然塩を使用したぬか床に、無農薬の野菜を漬け込むのがベストです。

●根菜類・香草類

ねぎ、らっきょう、しょうが、みょうがなどの香草類や、自然薯などの根菜類はビタミン、ミネラルはもちろん自然の硫黄を含み、放射性物質の解毒にも効果的。わさびも解毒作用が強く、また葉緑素を含むしそなども有名です。

にんにくは滋養強壮性が強く白血球を増加させるアリシンを含み、黒にんにくは硫黄も含むので、さらに解毒効果が高いといわれています。

●パクチー

今や女性を中心に大人気のパクチーは、有害金属のキレート作用を持っているといわれ、ヒ素などを身体から追い出す作用があります。

トムヤムクン、生春巻き、フォーなどのタイ料理や、各種中国料理などに使用されていますので、美味しく食べて、ついでに解毒作用もしっかりという一石二鳥の食材です。

●レモン

還元作用の王様であるビタミンCを含み、中の皮ごと食べると植物繊維も豊富。皮ごとなら無農薬を選んでください。

●タネ類

ごまは、セサミンの効果を期待できます。また微小ミネラルも多く、ビタミンB群やセレンやマグネシウムも含んでいます。

食回数は選択した食事療法次第

我々は食事を1日3回規則正しくと刷り込まれていますが、先住民はいつも3食律儀に食べられたわけではありません。また農耕の時代であっても1日2食のほうが一般的でした。よって、私は患者によっては断食を勧めることもあります。また1日1.5食という小食を指導することもあります。

しかしいつも小食を指導しているわけではありません。栄養が不足していると判断した場合には狩猟民型の食事、いわゆる栄養補充型の食事を指導します。栄養を入れたい食事をする時は、食回数はむしろ多くなるのが自然です。一度にたくさん食べれない人の場合、小刻みに4回食、5回食と指導する場合もあります。

今までの食生活の反対をやってみる

重要なのは、自分が社会毒が多くてがんになった状態なのか、そうではなく糖質の摂り過ぎでがんになった状態なのか、栄養不足によって代謝不足に陥ってがんになった状態なのか、それを見極めようと努力することです。これに私はメタトロン測定を使いますが、実はメタトロンなどなくても判定はできます。そのやり方は簡単で、自分のこれまでの食事を振り返ってみる。もし何かの食事療法をやっていたならば、反対の食事療法をやってみるということです。

糖質制限をやっていてがんになってしまったなら、農耕型の食事療法に変えてみれば良いでしょう。マクロビ的な食事をやっていて病気になってしまったら、糖質制限的な食事療法に変えてみれば良いでしょう。アメリカ牛ステーキや焼き肉、ハンバーガーやコンビニ弁当を食べ過ぎていたようであったなら、解毒的な食事にしてみれば良いでしょう。ベジタリアンに近い食事をしていたならば、肉食ベースの食事にしてみれば良いでしょう。

もちろん一般の方にとってはメタトロンで見たほうがわかりやすいかもしれませんが、なくても勉強すれば理解できるのです。安直な方法や特定の食事療法をうのみにして飛びつくよりも、今の自分の状態、なぜがんになったかを食事の面からも考え、原因に対してアプローチし、素人であろうと専門家になれるくらいいろいろ学ぶ、これこそが食事療法をやる上で最も重要なことなのです。

第六章

第1ステップから第2ステップへ

すぐ目先の具体的方法に飛びついてはいけない

さて、ここまで社会毒、医療そのものの嘘、放射能、そして具体的な食事法について指摘してきました。これらの問題を知るとどうしたら良いのか対策を立てたくなります。世の中の代替療法を唱えるあらゆる本が、食事の重要性を指摘していると思います。これは第1ステップの問題を認識しているからです。それはもちろん悪くないと思うのですが、序章で語ったことを覚えていらっしゃるでしょうか？
「がんが体内にある毒をかき集めてくれている」のが、私がやる根本療法の基本的な考え方でした。そしてあらゆる人が陥ってしまう罠、つまり治りにくくなる人ほど、2つ目のステップ（自身を見つめ直してがんになった精神的な原因を解決する）を通り越して3つ目のステップ（具体的な方法論）を求めるという話をしたのです。

この本の重要な項はこの六章と七章、そして最終章にあります。一〜三章は導入でしかありません。そして四、五、八の章は3つ目のステップ＝具体的方法論でしかありません。もちろんそれほど進行していないがんの場合、食事の改善やその他の補助療法の実践だけで治るケースはあります。しかし末期といわれるがんの場合は精神的な原因を解決するというステップを踏まなければ劇的な回復は難しいと思うのです。具体的な方法論というのはいい方を変えれば全て道具であり、道具が物事の全てを解決してくれるわけではないのです。

食よりも大切なことはなにか？

ちまたの代替療法本やネットのがん情報を見ていると、かなり多くの話題が食になっています。栄養、糖質制限、断食、マクロビ、マグネシウム、糖分などなど様々な本が書店に行けば置いてありますよね。それを実践するだけならそれほど難しくないはずです。

もちろん日々の体を作るのは食事なので考えるのは良いですし、そこに書いてあることを実践して助かっている人もいるでしょうが、効果が出ないという人も大勢いると思います。それはいったいなぜでしょうか？

がんからの回復を果たした大勢の患者を診てきた結果、私が食よりも重要視しているのは、自身の精神であり、自立性や自分の軸と呼ばれるものです。

また、なぜそのがんになってしまったのかという関係性の理解です。自分の精神と肉体の関係、症状と精神の関係、がんとできた場所の意味について理解し、自分の心の奥底に何が隠れているのか、それをまず理解する必要があります。

そしてそれらを無視して食事法のみを語っても、残念ながら効果はあまり期待できないのです。

流行っている食事法があれば、つい飛びついてしまう気持ちはわかりますが、がんにかかった理由が人それぞれであるように、食事法もその人に合う方法というのはそれぞれなのです。しかし人というのは弱いもので、良いと勧められると精神的に追い込まれているほど、つい他人の判断に頼ってしまいがちです。しかし、原因を見極めて自立的に自分の道を決められるようになれば、他人からどう批判されようが、自分に合うと信じた方法を取れるようになります。

これは食事法以外の、例えば代替療法的概念についても同様です。

がんにかかった当初にはショックから他人の意見に依存したとしても、治療の途中で、自分で決めることの重要性に気づけた人が実際に回復を果たしています。

がんの症状が重ければ重いほど心が重要

だからこそ大事なのは２つ目のステップなのです。２ステップ目について改めて詳しく述べておくと、目先の具体的な方法に飛びつくのではなく、「人の体とは何か？　病気の本質とは何か？　人体のシステムとは何か？　症状とは何か？　そして自分の心と病気との関係は何か？」について模索し、学ぶということなのです。そして末期がんから劇的に回復を果たした人に共通したルールが、実は〝発想の転換〟であることを知る、これが重要だと序章で述べたのです。

序章で私も３つ目のステップにあるような、具体的な方法は使うと述べました。もしあなたが本を読み返す方ならばぜひ六章七章と最終章をこそ読み返してほしいのです。がん治癒のためには２ステップ目こそが重要なのです。これは東洋医学でいう心身一如（肉体と精神は一体）に通じています。身は物質と考えれば１ステップ目や３ステップ目ですが、心はこの２ステップ目です。そしてがんの症状が重ければ重いほど心のほうが身よりも実は重要であり、そしてその手助けをするのが内海式根本療法なのです。

症状や病気とは何か？

それではまず、病気と症状の意味について考えてみましょう。

私が患者さんと話をする時に、繰り返し説明することのひとつが症状の意味です。一般人のほとんどがよく誤認し、いつまでも勘違いが続くものです。よく病院で病気を治してもらったと反論する人がいますが、一般的にみなさんの多くが病院で受けている、あるいは受けたと思っている病気を治すという行為は、今自分が感じている不快な状況（熱がある、頭が痛い、腹が痛い、めまいがするなど）を抑え、不快さを感じることなく生活を送れるようになる状態に麻痺させることを主題としているだけです。病院がやっているのは症状を抑えるだけ、本当に治しているのは自分の体の治癒力なのです。

様々な症状や検査所見に対し、目先の症状だけを麻痺させる治療のことを対症療法といいます。言葉は悪いですが、その場しのぎ的ともいえる対症療法が、多くの病院で行われている治療行為なのです。というよりも、現代西洋医学における治療行為の根幹は対症療法だと断言できます。根本的に病気を治さない治療法である対症療法には、様々な弊害があることが知られています。対症療法を行うことによって、原因には目を向けなくなり、その場しのぎにはなっても原因が解決されていないのであとで悪くなってしまうことばかりです。実はこれはあらゆる病気に適応できることなのです。

症状が意味すること

だからこそ我々は症状の意味について真剣に考える必要があるのです。たとえば発熱や下痢は多くの人が経験したことがある代表的な不快症状だと思います。しかし、人間の体は意味もなく発熱や下痢という症状を発現させるわけではありません。体の中に入ってきたウイルスや細菌を殺したり、排除するための防御的な反応の結果が発熱や下痢という症状なのです。つまり症状とは体を治癒させようとする行為の結果であって、その症状を簡単に消してはいけないのに、消すからこそ余計ドツボにハマってしまうのです。

症状というのは大きく2つに分かれます。体を治そうと外に出ている症状か、抵抗力や治癒力が悪い原因に負けて、押されっぱなしになってしまっている症状かで分けないといけません。例えば感染症の熱、咳、喘鳴、胃腸炎の下痢、皮膚炎やじんましんなど中から出てきているもの、関節炎や痛みなどの炎症は前者になります。この症状は簡単に消してはいけません。炎症とは血液の過剰によって赤くなった状態ですが、これは局所を改善させるために起こっていて、痛み止めはこの血流遮断薬であるというのが薬理学的機序です。だから痛み止めを飲んでも最終的に治らないどころか、人の自然治癒力をさまたげ、かつ鎮痛薬中毒になってしまうわけです。

ところが病態が進行すると負けの症状が出てきます。子どもの意識障害は危険なものの代表格ですが、この多くは感染症に免疫が負けて脱水やミネラル不足になった状態です。この症状は消してはいけないとかそういうものではなく、救急によって速やかに対処してかまいません。こういう時にこそ対症療法＝救急医学は役に立つのです。

この症状の意味を知るだけで、世の中で病院にかかっている人の、半分以上は無駄かつ有害なことでかかっていることがわかります。あなたの症状はまず医者が消さないといけないものなのか、そこから考えることが本当の治癒への第一歩です。

がんという病名の嘘

第一章で示したように、がんの原因といわれる遺伝の嘘、先住民や野生動物ががんにならないこと、その上でがんが激増していること、そしてがん細胞・無限増殖説の嘘を思い出してください。なぜ末期がんの人が、存在するのでしょうか。私は「がんは体の中にある毒をかき集めてくれる」存在だと書きました。社会毒を引き受けてくれる役割を担っているわけですが、だからこそそこを解消すれば良いと考えるわけです。

ではなぜ私たちは局所のがんになるのでしょう。現在、がんは激増していますが、体内に「毒」や「汚れ」が滞った時に、一部に隔離していると私は説きました。この考えであれば、なぜほぼ全てが1か所なのでしょう。この謎を解くことに内海式根本療法と呼ばれる考え方を使います。容易に多発性がんが生じないのは、患者自身がかき集めてくれる場所を選んでいると説きました。これに後述する周波数が関係すると考えるのです。

治らない人たちに共通すること

次に覚えておかないといけないのは、治らない人たちの特徴です。まずほとんど全ての治らない人は、「○○病をどうやって治したらよいですか？」と聞きます。なぜこれが治らない人なのでしょう。みなさんは昔、学校で教わりました。「わからないことがあれば聞きなさい」と。だからむしろ質問したり専門家に聞くことは、努力であって美徳ではないかと思っています。

もちろん、初めてがんと診断されて動転している時には、このように聞いてしまうのもしかたないことだと思います。その結果医者の治療に従って、治ったように見えているケースもあるでしょう。しかし、世の中を見ればがん難民ばかりです。そのような人たちもまたこの質問を繰り返しますし、やはり劇的な回復のチャンスは低いといわざるを得ません。

この「専門家への質問」に含まれている裏の心は、道具に頼り医者に頼っているという現実です。質問するという行為が実は依存である、と気づいているかどうかは非常に重要なことです。「医者に治してもらおう」と聞くだけの人は、とても治りづらいのです。なんでも教えていれば患者本人は依存心だけになり、自分で考える力がなくなってしまいます。その結果医者に治療法がないといわれると絶望してしまいます。しかし治るかどうかを決めるのは医者ではなくあなたなのです。

末期がんから劇的な回復を果たす人は、自分の体は自分が一番よくわかっているということに気づいた人です。依存心を捨て、自分でよく調べた結果、例えるなら専門家のいうことを答え合わせくらいに考える人が治る人に共通した特徴なのです。

病気を治すには病名を捨て原因に対してアプローチすること、自分だけが治せるのだということを知り様々なことを学ぶこと、そして医療業界や食業界や社会の裏に至るまで、いろんなことを知ること、そしてあらゆる局面において自分の今までの価値観を否定してみる、そして自分を直視して発想を転換することです。それによって初めて真の意味での自立心と自己肯定という状況が生まれます。このような発想の逆転がもたらされてはじめて道具（食事療法、健康食品、水、デトックス、断食その他）は効果を発揮するのです。

アドバイスという行為の愚かさ

この本を読んでいるあなたがもし医者に頼らずがんを治す決意をしたとします。その時にあなたが選んだ方法によってはあなたの身近な人、たとえば家族や親友に大反対される可能性があります。おそらく大きな理由は「西洋医学が持っている権威から離れてしまう不安」「自己流に確信を持てない不安」や逆に「自分が知っている代替療法（食事療法）と方法論が違う」などだと思います。実際に家族の反対にあって、自分でも自分が良いと思った療法に確信を持ちきれず、断念した方を大勢見てきました。いかに依存心を取り去ることが難しいかということでしょう。

また、この本を読んでいるあなたの家族や親しい友人ががんにかかったとき、何とか治す手助けがしたい一心で「これをやったほうが良い」「これはやらないほうが良い」「西洋医学の治療はあぶない」「この代替療法はすばらしい」など自分が知っている情報を教えたくなるかもしれません。

しかし私が見る限り、良かれと思ってした行為が「価値観の押し付け」になってしまい、マイナス効果になっているケースが往々にしてあります。

なぜなら、先述した通り、周囲に流されて行った治療には患者本人の意思がないからです。重要なのは患者本人が自ら調べた上で、納得する＝腑に落とすということなのです。

もしあなたの身近な人ががんにかかった場合は決して「価値観の押し付けにならない」ように、患者自らが考える手助けをしてあげてください。

もし、その人があなたにとって大切な人であり、どうにかしてあげたいと心から願うのであれば、あなたが良いと思う治療法について、何時間でも時間をかけてその人とコミュニケーションを取り、あなた自身の知識も高めて必要なら土下座してでも本人を説得ではなく納得させてください。ちょっとでもめんどくさいと思うなら、あなたが相談に乗ることをやめてください。

無意識に他者をコントロールしようとする思い、わかったふりをやめて、本音で語り合い、腹を見せ、本気でぶつかりあってこそ、患者本人の心からの納得が生まれるのではと考えています。これこそが唯一無二、親、家族、子ども、友人などに私がやってほしいことです。これは医者にできる仕事ではないし、むしろやってはいけないことなのです。

病気というのは人生においてひとつの転機であり、それががんとなると命さえも左右する問題なのです。そこで重要なのは具体的方法論以前に、本人の納得、選択、人間関係なのだということを改めて念頭に置いていただけたらと思います。

医者から見放されたがんを治す「自覚」とは?

あなたがもし真の意味で、病気を治したいということを「自覚」すれば病気は治ります。それが後述する量子医学の基本的な考え方です。量子医学とは自分の周波数が自分の病気を作り上げることを前提にしています。自分の周波数が変われば病気は消えてしまうと考えるので、現代の常識ではオカルトじみていると捉えられるのです。

しかしここでいう「自覚」というのが厄介です。

「自覚」というのはわかりやすくいうと「依存心を捨て去ること」です。しかし自分の依存心とは非常に意識しづらいものです。大半の方は「いや自分は依存などしていない」と考えているのではないでしょうか?

しかし、少なくとも「医者に治してもらいたい」という気持ちはなかなか捨てられないのではないかと思います。だからこそ藁にもすがる思いで、効かないかもと内心思いつつ抗がん剤治療を受けてしまいます。そして「治療法はもうありません」といわれて信じ込んでしまうのです。

また、例えば本当に病気が治る人は、今の仕事などやめてしまうくらいに行動します。仕事しながらがんを治すといって、がんで死んでしまったら元も子もないのに、まだ周りの目を気にする人は助からないケースが多いのです。この人の目を気にして思うように行動できないのも、依存の専門家である私から見るとやはり依存の一種なのです。

ここに気づくことによって医者から見放されたがんであっても、治る可能性が生まれるでしょう。自覚が芽生えるタイミングは人それぞれであり、もちろん私は手術をほとんど勧めておらず、緊急回避時のみと考えていますが、たまに手術によってさえ自覚が芽生える人がいるのです。「自覚」とはいい方を変えればこのがんを作った原因は今までの自分自身にあるという自覚であり、自分がなるべくしてこの病気になったと理解した状態なのです。では、なぜ患者は病気を作らねばならなかったのか、その奥の領域へ入っていきましょう。

第七章

内海式根本療法の基礎

量子医学と量子力学とはなんなのか？

ここから私が研究している量子医学とは何かの説明や、内海式根本療法の話をしたいと思います。

量子医学という言葉は仮の言葉であって、現在体系化されたものは教科書としては存在しません。ネットで検索してもほかの方の名前が少し出てくるくらいで、私の名前がかなり出てくることでしょう。そしていくつか出版されている量子医学に関する書籍も、基本概念を書き手が理解していないことが多いのです。つまり量子医学といってもきれいごとばかりなものや、意味が間違っていたり、安直なものがいっぱい混ざり合ってしまっているということです。

量子医学というと仰々しくてうさんくさいですが、量子医学は量子力学とか精神学（心理学）を応用したものであって、本来オカルトとは無縁の概念です。日本は欧米と比べて研究が遅れていますが、特に進んでいるヨーロッパでは数々の研究機関があり、医者と物理学者が共同で研究し、国費を投入されている分野なのです。

基礎となる量子力学とは？

量子医学というカテゴリーを扱っていると、どうしても量子力学について学ぶ必要があります。しかし物理学者でない人が学んだところで、たかが知れていますし医療にとっては物理学が重要なのではありません。それは私も同じなので物理学者みたいな詳しさはないのです。また、量子力学を学べばわかりますが、量子力学はまだ仮説的なところも多く、そもそも量子という概念そのものが仮説的な概念です。これをそのまま医学に適応というのは、無理があるのも事実なのです。

ではなぜ波動医学や量子医学という呼ばれ方をするか。それは量子力学における仮説および、そこから導かれる社会における普遍的な法則を、臨床や実学に適応してみるとまさに当たるということが観察できるからです。

つまり今までの科学では説明できない不思議なことが、私のような治療をしていると頻繁に起こるのですが、それを説明できる理論が量子力学的な発想以外存在しないからなのです。

量子力学的発想を医学に応用する時、大きく分けると以下の3つの考え方を使います。

①周波数が全てに影響を与える
②周波数の体現はフラクタル（相似形）となる
③周波数を反転させ重ねると周波数は消えてしまう

ということです。
これらを少し観察してみましょう。

量子医学の基本

量子医学とは量子力学の基本である①②③に着目し、特に指標として周波数＝波長に着目する医学体系です。私たちの体や精神、地球にあるいろんな物質や物体、空気中にあるものは全て固有の周波数を持っています。これは科学的に繰り返し観察でき証明されたものです。

この領域のことを調べてみると、よくテラヘルツ波とか528ヘルツなどが注目されているようですが、これは単なる初歩に過ぎません。本当の量子医学は古代医学と同様、人それぞれ不調を正す周波数は違うと考え、全て個別に対応するわけです。

我々の持っているあらゆる周波数は、周囲に影響を与え人体に影響を与えます。そして周波数同士が同じだと似た形になることが、実験的にも証明されています。これをフラクタル理論といい、固有周波数が同じだと物質は似た形になるということです。たとえば水道から落ちている水にある周波数をかけると、らせんの形になってしまいます。これは手品でも詐欺でもなく、みなさんでも条件が整えば実験することができます。我々は常に周波数の影響を受けているわけです。

周波数がどこまで作用しどこに作用するかもだいぶわかってきていますが、マクロのレベルで作用するわけではないことが見えてきています。水にありがとうと書くと形が変わるとか、引き寄せの法則みたいなものも聞いたことがあるかもしれませんが、それもまた初歩にしかすぎません。仮説もまだまだたくさんありますが、重要なのはまず現代の科学では説明できない現象が実際に起きているという結果を見ることです。
本来は結果から見ることが科学の第一歩ですから。でも実はこの量子医学、誰でも身に着けることは可能な技術です。その唯一無二の条件は、今までの常識を捨てて、学んでみること、そしてやってみることなのです。

またこの周波数という存在は、逆位相をかけると消えてしまうことが知られています。実生活で使われている技術であり、一番有名なのは雑音のノイズを消す技術でしょうか。この考えをノイズキャンセルの法則などと呼びますが、実はこれもまた万物に適応できます。量子医学はこの点に着目し、我々の精神が作り出している周波数や、病気（この場合はがん）が持っている周波数に着目し、それを逆位相にして反転させる、そうすることでがんが消失する（雑音が消失するように）という考え方を応用しているわけなのです。

量子医学と古代医学の関係

機器と量子医学は違うのですが機械化されているものもあります。ロシアではいくつも

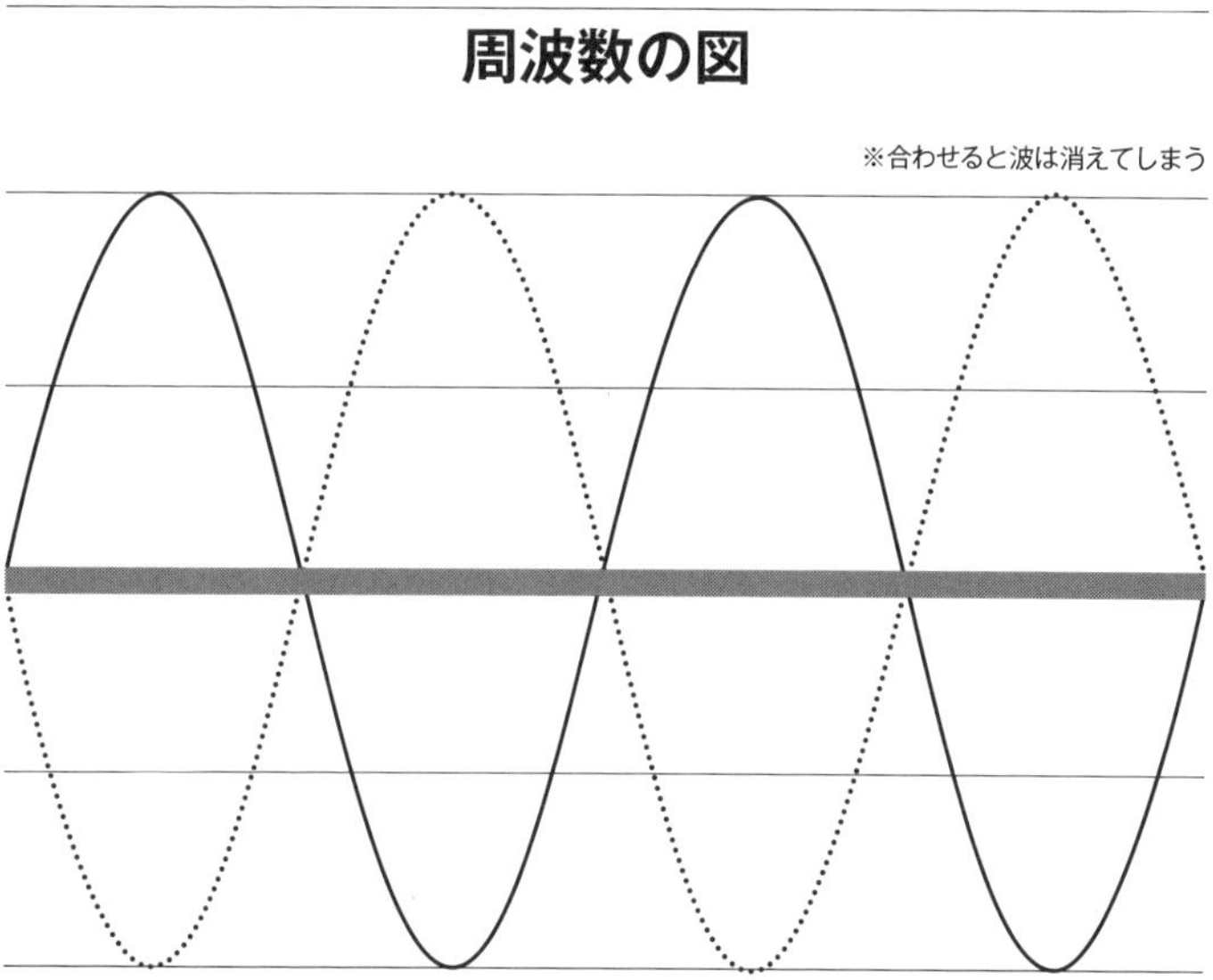

周波数のしくみ

の機器および治療法について研究されており、ドイツ、イギリス、アメリカなどでも同様です。NASAが研究に介入しているものもあり、ロシア精神物理学研究所が研究しているものもあります。

では量子医学というジャンルはヨーロッパが先進なのかというと実は違います。量子医学について学んでみればわかりますが、これは結局古代医学（東洋医学、ホメオパシー、ヨガ、アーユルヴェーダ、チベット医学他多数）を焼き直しただけに過ぎない考え方なのです。

だから呼び名は何でもいいのです。波動医学といおうが量子医学といおうが古代医学といおうが、言葉の持つ意味は違えどほぼ同じものを見ています。量子力学をきちんと学べばそのことはわかるので、こういう医学が見直されているわけです。

しかし落とし穴があります。実は古代医学の実践者こそが、量子医学を理解できていないという問題があるのです。例えば東洋医学者は日本に多数いますが、まず量子医学というものを理解してはいません。量子というと周波数くらいで終わりであり、東洋医学も暗記が基本の学問になってしまっています。

量子医学は物理的な側面もありますが、それ以外の面が重要です。それ以外というのを言葉で表現すれば、精神学だったり心理学だったり、家族心理学だったり深層心理学だったりです。量子医学を理解しようとすれば、量子力学だけでなく古代医学および精神学（既存の精神医学ではなく）を学び、理論を覚えるとともに、実践しなければ不可能なのです。

量子医学的要素が多い療法に、ホメオパシーや私が学んだキネシオロジーおよびタッチフォーヘルスなどがあります。キネシオロジーはもともとカイロプラクティックから派生しており、手技療法の側面が濃いものです。これらの効果がプラセボ（思い込み効果）と違うのは現場でやっていれば一目瞭然ですが、現代医学を信じている人たちからは盲目的に否定されているのが現状です。

しかし、仮に否定論者がいうようにその効果がプラセボだったとしても、結果が出ている以上、私はそれで良いと思います。私は究極をいえば量子力学だって量子医学だって方便でもいいのです。病気が良くなる人を増やすことが目的なのですから。それに現代医学は思い込み効果以下の効果しか出せていませんからね。

問題の本質は人の体はまだまだわからないことが多いこと、量子医学的なアプローチで良くなっている人がたくさんいること、古代医学とは過去の人々の知識の集約でもあること、そして実学として結果が出るかどうかです。そこを押さえないと今後の代替療法もまた概念だけに走り、西洋医学と同じ穴に落ちていくことが必定といえるでしょう。

ストレスという話の嘘

なぜがんを患ったのだろう、と考えることの重要性を先ほどから述べていますが、がんになった原因を物質だけでなく精神的に理解することが、内海式根本療法ではもっとも大切なことです。しかしその精神というのはストレスとは無縁の問題です。多くの人は精神的にといわれると、ストレスががんを作る、だからストレスを避けて楽な生活をしなさい、嫌なことから逃げなさいというふうに考えるのではと思います。

ストレス社会という言葉が流行っていますが、このストレスの嘘ほど酷いものを見つけるのはなかなか難しいのです。医学界の嘘を少し知ればわかることですが、このストレス理論は世界最大の詐欺であると同時に、それを提唱している心理学者や自称「心の専門家」、セラピストや相談家があとを絶たず、それに騙されている日本人もまたあとを絶ちません。でも量子医学や内海式は精神が重要だといっていたではないか、と誰かが指摘しそうですね。その通りです。そのため、正確にいうとこういうことになるでしょう。ストレスは関係ありませんがあなたの精神は大いに関係します。

まずはストレス社会の嘘ですが、現代社会はストレスだらけの生活といいながら、大東亜戦争時のお年寄りの方とどちらがストレスフルか、アフリカでもセルビアでもアフガンでもシリアでもパレスチナでも、その他多くの困窮したり追いつめられたり、日常的に命の危険がある場所とどっちがストレスフルか、誰か私に教えてください。どう見ても彼らのほうがストレスフルでしょう。

しかし実際にはそのような苦しい環境の人々よりも、日本人のほうが有病率も高く薬漬け率も高いのです。ストレス社会という言葉によって最大の恩恵をこうむっている業界はどこなのかを、冷静に考えていただければおわかりになるでしょうか。このストレス理論こそ日本人を奴隷にするために医学界が考えた、最凶最悪の罠かもしれません。

ではなぜ、ストレスは関係ありませんがあなたの精神は大いに関係します、なのでしょう。そのストレスを洗い出してみればどんなものでしょうか。リストラ、上司のイジメ、夫婦や家族不和、借金、悪口、無視、恋愛問題、事業経営、進路などそんな問題がほとんどです。確かにぬるま湯社会といえる現代日本および先進国の人々にとって、これらはストレスなのかもしれません。しかしほかのもっと大きな問題や昔に生きていた人たちは、それよりも大きなストレスに対処できていたわけです。

そもそもリストラされたとしても、病気にならない人は新しい道を見つけたりできるのです。とすると、重要なのはストレスではなく自分であることに気づきます。ストレス理論の嘘とは周囲のストレスではなく、社会実情に弱い自分、軸がない自分、考える力がない自分、依存している自分であり、「ストレスに弱い自分」なのです。これを専門用語的にいうとストレス耐性などといいます。

このストレス耐性のなさを直視することができれば、がんを治すチャンスが大いに広がります。しかし挙げたような問題をストレスとして逃げ口上に使えば、がんを治すチャンスは大いになくなります。

内海式根本療法とは何か？

がんを患う最大の物質的原因は社会毒であると書きました。しかし社会毒を摂り続けていてもがんを患わない人は大勢います。逆に健康に気を使っている人ががんを患ってしまう話もよく聞くのではないでしょうか？

「がんは毒をかき集めてくれてる細胞」というのが私の考え方ですが、なぜ毒が溜まってもがんを発症する人としない人がいるのでしょう。

私はがんを発症してしまったことと、その人の考え方や感情など心の在り方には大きな関係があると考えています。東洋医学的にいうと心身一如（肉体と精神は一体のもの）という考え方を重視しています。つまり、心の在り方の歪みが体の歪みを引き起こすということです。物質的な社会毒と心に溜め込んでしまった負のエネルギーが重なり合ってがんを発症してしまったのではないかと考えるのです。

心の歪みは人それぞれ様々でしょう。ある人は長年自分を殺して仕事を続けてきたことが原因かもしれません。別の人は家族や恋愛に関する憎しみや嫉妬の感情が原因なのかもしれません。あるいは強すぎる金銭欲や承認欲求かもしれません。しかし人は自分のことをわかっているようでわかっていないものです。

また、自分の負の部分は見たくないものです。長年培ってきた価値観や、目を背けてきた負の感情を見つめ直すことは、今までの自分を否定することにもつながります。特にがんを患っていて精神的に追い込まれている状態の時に、自己否定というのは非常につらいことでしょう。

しかしあなたが自分のがんを真の意味で受け入れようとするなら、ぜひ自分の心に潜む歪みとは何かを追求してほしいのです。そして、人それぞれの心の奥底に潜む精神的ながんの原因を探し出すのが、内海式根本療法（以下内海式）なのです。

内海式と陰陽の法則の関係

内海式のベースとなっているのは東洋医学思想かもしれません。それは私が最初に学んだものが東洋医学であることと、途中でキネシオロジーおよびタッチフォーヘルスを学んだことに関係しています。さらに言語医学という特殊分野を内包し、統合してオリジナルとして体系化したものが内海式です。また、内海式は人間関係を読み解くことによって、その根底にあるがんの大きな原因や、対処法にアプローチしていきます。これは東洋医学というより心理学です。現在の人間関係、感情、現在の社会問題だけでなく、古いトラウマ、親子や夫婦の関係性、幼少期の願望など、いわゆる深層心理の謎を解かなければ、がんの治癒率は落ちてしまうのです。いい換えれば、がんになった精神的原因がわかれば治療による効果が一段とアップしていきます。それは患者自身が、原因を知り自分で治すと決める手助けとなります。

東洋医学の第一の法則といえば陰陽の法則ですが、陰陽の法則といえば、太陽と月の関係くらいにしか考えてない人が多いようです。しかし内海式においては、陰陽の法則はもっと根源的な内容を含んでいます。陰陽の法則でよく出てくる言葉に「陰極まれば陽となり陽極まれば陰となる」というのがあります。これは治療の時にしょっちゅう発見できる法則です。

追いつめられて一度絶望した先に開き直りの心が生まれて、それが治癒への希望につながるケースは現場でよく見られることです。また例えば第一章で述べた社会毒を生み出す構造を知って、無自覚にそれらを摂取していた自分の愚かさをかみしめることになりますが、そこで今までの自分がいかに無自覚だったかを気づくことから、自分の体の改善が始まるのです。

真の原因が何かは人によって様々なケースがありますが、陰極まれば陽となるの言葉通り、心の歪みを取り払って真の意味での自己肯定と治癒力を手にするためには、このように自分への絶望や完全な自己否定という過程を通らざるを得ないのかもしれません。

反対に自分を見つめ直すという過程を踏まないまま、ポジティブシンキングを意識して無理に明るく振舞おうとしたり、食事療法などをがんばってみても、自分の心をごまかし続ける結果となり、心の奥底の原因や不安感はいつまでたっても取り除けないのではと思います。

がんの場合は余命3カ月などと宣告されても意識や思考は保てていますから、私の臨床経験から自分の発想を転換すれば、体の治癒力が上がって治る可能性は十分にあります。

陰陽の法則の応用

この陰陽の法則は、自分の心の中の歪みを探り当てることにも応用することができます。

例えば、成功に向かってひたすら稼いで発展しようとすると、逆に不幸に陥りやすくなっていくことがあります。あなたが物事を良くしようとすればするほど、より悪くなっていくことが往々にしてあります。もしあなたが良いと思い込んでいたことをこの場合「陽」と表現すれば、あなたが陽を目指していれば目指すほど陰が背後に忍び寄ってきていたという考え方です。ということは、幸せになろうとしてがんばっていながら、実は自分自身で不幸を招きよせていたことになりかねません。いかがでしょう。思い当たることがありませんか？

また例えば、「この仕事を欲しい！」とか「絶対に結婚したい！」という願望があるとします。でも仕事も結婚もうまくいかないことがよくあります。焦れば焦るほど、遠ざかっていく。こんな経験は誰にでもあるでしょう。世の中は自分の思い通りにならないことが多いと、自分で自分を慰めますが、実はちゃんとした理由があるのです。心理的にいうなら、本当はそうしたくない理由やそうなりたいという別の思惑が存在します。例えば仕事が欲しいという願望も、よくよく観察すると誰かを見返したい、親に良い顔をしたい、認められたいなど、枚挙すればキリがありません。仕事も結婚もブロックを外せば建前なのです。それらは歪んだ深層心理から発生してます。

がんを患ってしまった心の原因を探っていった時に、このような自分の歪んだ深層心理に行き着くことがあります。できれば目を背けていたい自分の歪んだ一面を直視するのは非常につらいことです。しかし陰極まれば陽となるを信じて、ぜひ乗り越えていただきたいと思います。

感情にも周波数が存在する

がんを作った心の原因を探る内海式の具体的な方法のお話をする前にひとつの考え方をご紹介したいと思います。

私たちの体、地球にあるいろいろな物質や物体、空気中にあるものは全て固有の周波数を持っています。ウィルスや細菌であっても固有周波数を持っています。注目したいのは、物質だけでなく、感情や思考にも周波数があるということです。

東洋医学で詳しく分析する前に、参考として、古代インド哲学と伝統医学の考え方に基づく「チャクラ」にも、次のような周波数の概念があることをお伝えします。

●チャクラ1　ムーラダーラ　尾てい骨、基底、肛門と性器の間
396Hz…罪・トラウマ・恐怖からの解放

●チャクラ2　スヴァディシュターナ　丹田（ヘソの下約数センチ）
417Hz…マイナスな状況からの回復、変容の促進

●チャクラ3　マニプーラ　みぞおち
528Hz…理想への変換、奇跡、細胞の回復

●チャクラ4　アナハター　胸の中央
639Hz…人とのつながり、関係の修復

●チャクラ5　ヴィシュッダ　喉仏の下、鎖骨と鎖骨の間

７４１Hz…表現力の向上、問題の解決

●チャクラ6　アージュニャー　額の中央、眉間

８５９Hz…直感力の覚醒、目覚め

●チャクラ7　サハスラーラ　百会（頭頂）

９６３Hz…高次元、宇宙意識とつながる

東洋医学と言語医学を応用したがんの原因の探り方

東洋医学や量子医学以外に私が応用している概念が言語医学です。この言語医学という概念は日本にはまだありません。仮にネットで言語医学という言葉を検索しても、違う意味のことが出てくることでしょう。

この言語医学的発想は部分的にキネシオロジーの中にはありますが、本質的に体系化さ

れ広まってはいません。キネシオロジーにある言語医学分野を五行メタファーといいますが、私が使う言語医学の概念は五行メタファーだけではなく、もっと広いものです。

実際に代替療法の世界を見る限り、言語医学を応用している人はいないのです。いてもベテランのキネシオロジストくらいでしょう。しかし世界にないかというとそうではありません。私が応用している言語医学に近い考え方は、ドイツの医学の中にあることがわかっています。

この言語医学は言霊とは意味が違うことには注意していただきたいと思います。これは周波数に着目したところから生まれた概念です。言葉が持っている多重の意味に着目するわけです。

周波数は言葉の表面だけでなく、深い意味からも読み解くことができます。言葉と周波数の関係、周波数の医学的概念と古代医学概念（この場合は東洋医学）を応用すると、病気について自分では意識していない深層心理の原因も含めて次のように考察することが可能になります。

例えば乳がんを患った理由を考察してみましょう。

もしあなたが牛乳を毎日飲み、お菓子などの砂糖系や添加物たっぷりの食品を　山ほど摂取していたら、胃がんになってもおかしくありません。子宮がんになっても、大腸がんになってもおかしくないと思いませんか。でもそれらのがんにはなっていないのです。乳がんにだけなっている、ということをまず考えてみましょう。

科学的には未解明な部分だらけなのでオカルトといわれてもしかたありませんが、量子医学や言語医学を応用した内海式では、がんの原因を探るため、なぜ胃がんではなく乳がんなのかに対して因果関係を見出そうとします。

まずがんとはどんな病気でしょうか。通常のイメージでは塊であり、だから腫瘍といわれるわけです。そして見た目もグロテスクで、血がにじんだり白苔のようなものが付いていて、まさにごみダメのような雰囲気があります。自分のがんに対して持つそんなイメージをもらって、連想ゲームのように言葉と精神が関係する要素を考えてみます。

塊なので感情を溜め込んでこなかったか。それを怨念のように固めてこなかったか、自分の中に醜い感情がなかったか、血が出るがんなら血がにじむような思いをしていなかったか。白苔があるなら腐った感情（いじけた感情も含みます）がなかったか、などをヒントにするのです。

ほかにも例えば、乳腺は女性器なので、乳がんができるということは女性性の否定があるのではと考えます。女性でいたくないという深層心理があるから、乳がんができると考えます。一言で女性性の否定といっても無数の種類があり、具体的に何をもって女性性の否定というのかは直接セッションしないと難しい面があります。ただ基本的にはこう考えるということです。

このように述べると、ほとんどの女性は、戸惑い、不快感を覚え、場合によっては嫌悪感を抱くかもしれません。

ただ、繰り返しますが単純に自分が女性でいたくないということではありません。乳がんになった患者その人が自分の女性性を否定しているといってもいろいろあるのです。自分に関係ある女性の影響をそのまま受けたと考えることもできます。それは母かもしれません。娘かもしれません。祖母かもしれず愛人かもしれず、自分自身かもしれません。さらにいえば女性脳的な発想かもしれません。

美容、恋愛、直観、本能性など何がトラウマになっているのかは人それぞれ違うので、一言でいい表すことはできません。しかし、乳がんの原因を探っていくひとつのヒントになるかもしれないと考えるのです。

続けますと、もし左側に乳がんができたとしましょう。脳はクロスしますので、左側に乳がんができると右側の脳の影響を受けているのではないかと考えます。右脳は、本能的なことや直観的なことや女性的なことや一体感を考える働きをします。そして左の脳は、理論的なことや男性的なこと、科学的なことなどを考えます。

つまり、右は女性脳ですから、自分で潜在的に女性性を否定したり、関係のある女性の影響を受けている時、女性脳感情に影響を受けている時は、左側の乳がんが一番できやすいという考えになります。

それでは、右側に乳がんができた時はどうでしょう。右側の乳がんも同じように、女性を否定したいという意識が根底にあります。その時に左側の脳の影響を受けていることになります。

この場合は、左脳的な理論的に物事を考える傾向があったり、女性的な自分を否定したいという意識が働いているということが考えられ、しかも男性問題がクローズアップされるとも考えられます。例えばいつも男性に依存しているとか、夫との問題があるとか、父親にセクハラされたなどの問題があるという時には、右側に乳がんが現れると考えます。

以前、左の乳房に乳がんを患った患者で、いわゆる「毒親」からバッシングを受けてきたり、義理の母＝姑から陰湿なイジメを受けていたケースがありました。切っても切れない関係の女性の影響から毒を与えられてしまったために、自分の中に執着を生みだし、左の乳房がその毒をかき集めたというのが、内海式の観点から見た心理です。

ある右の乳がん患者は、がん発症の数か月前に、大昔に結婚したかった男性を偶然に見かけてしまったそうです。結婚するつもりだったのに、両親の反対にあい、別の男性と結婚したのですが、結婚するはずの男性に何年もの間「申し訳ない」という感情が心の奥底にあったことに、気づいたそうです。会って謝罪したい、でもできるかどうかわからないと揺れていたら、右に乳がんを患ってしまった患者でした。

まったく知識のない人がこの話を聞いたら、オカルトということで一蹴してしまうでしょう。しかし私が診ている患者にはこの傾向があるのをよく見ています。この分析が絶対に正しいわけではないのでしょうが、当てはまるケースが非常に多いのです。

占いなどでも外れたときは自分を正直に生きていないから占いの結果とずれるのだ、という考えがあります。内海式もそれに近いのですが、外れていると考える人は、実は自分が見えていないことがほとんどです。これは本人がその気になってセッションすると確実にわかります。

五行から見る病気の理由

ほかにもいろいろな方法で心理的原因を探っていくことができます。まずは東洋医学の基本である五行論から、それぞれのがんの原因の探り方を紹介してみましょう。

●肝臓がん

あなたが肝臓がんになったのは、肝臓に負担をかけるような食べ方や毒ばかり摂り込んでいるので、その結果怒ってばかりいるようになったからかもしれません。

アルコールもそうですが、薬も添加物も農薬も肝臓が負担して分解するのです。つまり解毒が肝臓の役割なので、溜め込むだけ毒を溜め込んでしまったのかもしれません。

また東洋医学において肝臓と表裏一体の臓器は胆のうですが、両方とも「キモ」と呼びます。キモを冷やしてばかり、キモを据えてばかりだったのではありませんか。義憤に駆られてばかりで、自分を冷静に見つめることができなかったり、叫びたくなるような出来事が数多くありませんか。長い間、怒りを溜め込んできたためかもしれません。

●胃がん

あなたが胃がんになったのは何かを消化できていないからかもしれません。

消化は単に栄養だけではなく意味や関係や、人間性や家族関係の消化も意味します。消化できず甘いものを求め、その場の満足だけを求めていったりします。東洋医学において、胃は甘いものを欲求する臓器です。甘いものは一時的なパワーにはなりますが、次第に胃は弱り委縮していく元凶になります。

また胃は「脾」ともいい、中心にあると東洋医学では考えます。つまり中心が弱く、軸がなく、自立していないと判断する場合があります。

その場の満足だけを求めていませんか。その結果甘いものに走っていないでしょうか。思い患いが多く、依存の傾向が大きくないでしょうか。

●肺がん

あなたが肺がんになるのは呼吸がうまくできないからかもしれません。

それは腹式呼吸的な意味でもあり、社会で息を潜めているという意味でもあります。

東洋医学で肺は悲しみや憂いの感情を持つ臓器であり、罪悪感を溜めている人が肺の病気になる傾向があるといいます。息をしないことほど早く人が死ぬことはないわけで、そのため生きていたくないという願望を深層心理で持っている時もあります。感情を吐き出せていないかもしれません。声を上げて感情を出せていないのかもしれません。

●大腸がん

あなたが大腸がんになったのは排泄ができていないからかもしれません。

大腸は東洋医学では肺と表裏一体の臓器なので、排泄ができていないと捉えるわけです。肺も大腸も空気を吸い、水分を吸収しますが、もっとも重要なのは、息や声、大便を出す器官であるという点です。では肺と大腸はどう違うのでしょうか。

この場合も量子医学的な考え方を用いると、いろんな意味で吐き出すことができていないと捉えることができます。同じ罪悪感や悲しみや排泄であっても、肺の場合は呼吸なので定期的に吐きたい、いろいろなことで小刻みに溜めているとか、大腸は一気に便として出しますので、1つの事柄に対しひたすら溜め続けてきたなどと考えます。このパターンはひとつではなく、いろいろな言葉からヒントを見出します。

●腎臓がん

あなたが腎臓がんになるのはやはり排泄ができないからかもしれません。

ただ周波数の考え方では、便の排泄と水の排泄は意味が違うと捉えます。

腎臓は尿なので、水に流したいのかもしれません。水をお金と捉える場合もあります。

また腎臓は不安や恐れの臓器のため、肺の影響を受けやすい関係があります。膀胱は尿（＝水）を溜める臓器であり、「水を溜める＝不安を溜める」という意味を考えてみる必要があるでしょう。

腎臓は血も司るため、現代西洋医学では貧血に関わるとされています。腎臓によって血の流れも悪くなり、小さいことに苦悩して恐怖しているからかもしれません

思い当たる節を感じた方もいらっしゃるのではないでしょうか？　もちろんこれが全てではありませんが、実際に診療にあたっていて当てはまるケースがよくあるのです。

これ以外にもいろいろながんがあり、あり過ぎて全てをこの本で説明するのは困難です。

しかし例えば血液がんであれば放射能の心配もしなければいけませんが、血のがんであり

五行の相生と相克関係図

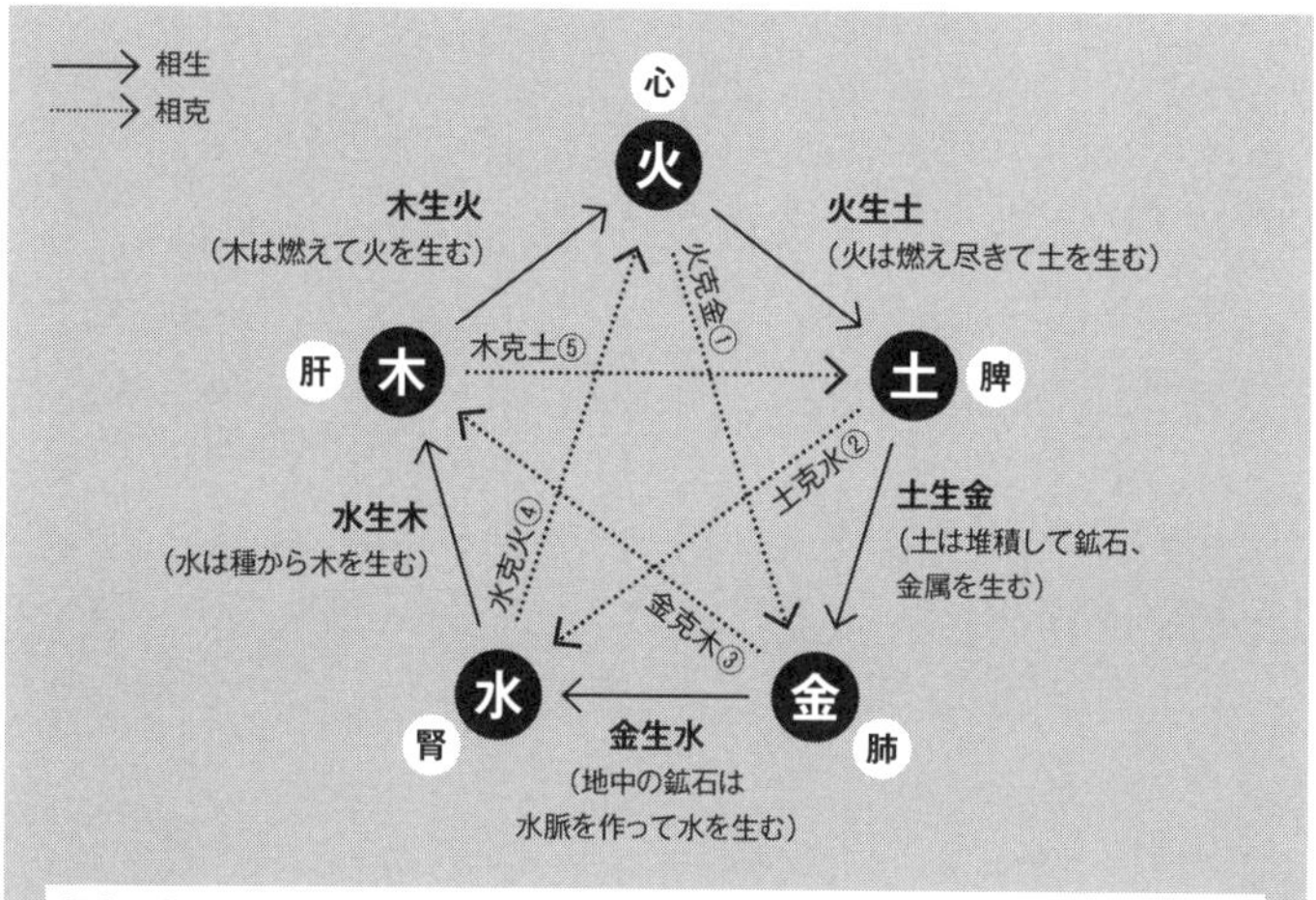

相克の説明
①火は金属を溶かす　②土は水をせき止める　③金属の刃物は木を切り倒す　④水は火を消し止める
⑤木は土の養分を奪って痩せさせる

陰陽五行表

五行	火	土	金	水	木
五色	赤	黄	白	黒・紫	青・緑
五季	夏	土用	秋	冬	春
五官	舌	口・唇	鼻	耳	目
五塵	触覚	味覚	嗅覚	聴覚	視覚
五臓	心	脾	肺	腎	肝
五腑	小腸	胃	大腸	膀胱	胆
五志	笑	思	憂	恐	怒
五味	苦	甘	辛	塩	酸
五指	中指	親指	薬指	小指	人差指
五主	脈	肉	皮	骨	筋

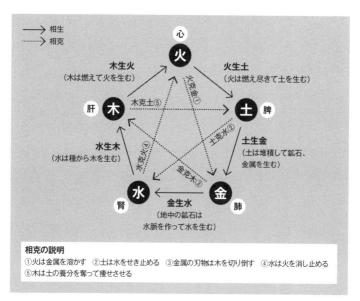

塊ではないがんというところから考えます。また血は血管を流れますので、五行としては心臓に関連するとか、腎臓に関連すると考えることもあります。

心臓は恋愛の臓器や緊張の臓器でもあるので、血液がんは恋愛に関係すると捉える場合もあります。場合によっては家族関係や親子関係(血縁)と捉えたりすることもあります。この発想は究極は自由であり、当てることが第一の目的ではありません。がんを作り出した原因である深層心理に隠れている大きな問題を読み解いたり、謎を解くヒントを見つけるためにこそ考えるのです。

量子医学の世界では、このように自分の病気は自分の精神や深層心理が影響して、周波数の影響を受けて作り出されたと捉えるのです。そして治せるのも自分だけと考えます。砂糖や社会毒を摂っていた人が病気になった時、なぜ発症率の高い胃がんでなく大腸がんでもなく肺がんでもなく、その部位のがんになったのかには、このような理由があると考えます。

治るための食事療法や○○療法というのはもちろんやりますが、まず重要なのは、病気を作り出した本当の原因を理解することによって、そこから解き放たれることです。

がんの部位が意味するもの

肝がん	怒り	解毒したい	毒舌して吐き出したい	
胃がん	共感	同情	依存	感情の消化
肺がん	呼吸	排泄	自足的な排泄	
大腸がん	執着の排泄	うらみ	罪の意識を溜める	
腎臓がん	おそれ	不安	水に流したい	
膀胱がん	水を溜める		流したい	
乳がん	セクシャリティ（若い女のイメージ）		女らしさをやめたい	
子宮がん	子どもを育てるのが面倒	育てられた環境が劣悪だった	母親との問題	セックスにおける問題
卵巣がん	子どもを作りたくない	親の血を引き継ぎたくない	男性との恋愛関係で妊娠に関することがある	浮気や不倫などに関係する

繰り返しますが本当の原因は人によって様々です。今抱えている夫婦仲や生活の問題も関係するとは考えますが、それ以上に長年にわたる周囲への体裁、権威欲、名誉欲、金銭欲から始まり、過去にさかのぼると親（周囲）に認められたいという願望、親（周囲）への恨み、自分の演技、不正直、執着心、根源的恐怖、強すぎる自責の念、幼少期のトラウマ、親を真似したくない、親を無意識的に真似しているなどを抱えているなど、これらはがんに密接に関係してくると考えるのです。

これに気づいたがん患者は、飛躍的に回復していきます。

家族の中で演じ続けてきた偽りの自分

もうひとつ自己分析のパターンをご紹介しましょう。

がんとは直接関係ないように思えますが、アダルトチルドレンという言葉をお聞きになられた方は多いと思います。これは私が専門とする依存の分野でよく出てきます。では、アダルトチルドレンとはどういう人を指すのでしょうか？

アダルトチルドレンという言葉はもとをただせばアメリカのアルコホリック（アルコール中毒患者）の治療現場から生まれた言葉です。アルコホリックの親の元で育った静かで控えめな人々の、自己破壊的とも呼べるような他人への献身に注目してこの言葉が生まれました。しかし次第に、アルコホリックに由来するものだけではないことがわかってきました。

虐待する親の元で育ち、大人になった人たち
機能不全家族の元で育ち、大人になった人たち

「親との関係で何らかのトラウマを負ったと考えている成人」のことが、最近のアダルトチルドレンの定義となっています。しかし、よく考えてみると多かれ少なかれ、人間は親の影響を受けて大人になります。

では、機能不全家族とはどのような家族をいうのでしょうか。
子どもにとって「安全な基地」であること、その中で子どもが自らの「自己」を充分発

達させることができること。これが健康な家族の機能であるとされています。これが破られ家族から有形無形に侵入され支配されると、人の目を気にする人間になりがちです。親から明らかに虐待を受けていなくても、願望などが幼少期に強くなってしまうことがあります。そうやって我々は次のような心理学的役割を演じるといわれています。この分類をしたのはクラウディア・ブラックですが、非常に現場に則した概念なので私も使用しています。大まかに分けると次のようになります。

【ヒーロー】

何かが秀でているお子さんがいると、さらなる活躍を期待して熱中し、子どものほうも一層頑張ることになり、ますます一芸に秀でることになります。昔の漫画で恐縮ですが、「巨人の星」の飛雄馬のようなお子さんですね。

【スケープゴート】

ヒーローの裏側に当たるのがこのタイプのお子さんです。一家のダメを全部背負うような子どもです。

この子さえいなければ全てうまく収まるという幻想を家族全員に抱かせることで家族の真の崩壊を防いでいるようなお子さんのことですね。
病気をするといえばこの子、非行をするといえばこの子、問題を起こすのはいつもこの子という役割のお子さんのことです。

【ロストワン】

「いない子」としての役割をするお子さんもいます。
いつも静かで文字通り「忘れ去られた子」です。家族が何か一緒にやろうとしても最初はいるけどいつの間にかいなくなっている。いなくなっても誰も気がつかない存在なのです。
家族内の人間関係を離れ自分が傷つくことを逃れようとしているのです。
中学生くらいになってくると、「いないという居方」にも磨きがかかってきます。

【プラケーター】

なぐさめ役のお子さんのことです。

なぐさめる相手は大半が母親です。いつも暗い顔をしてため息をついている母親をなぐさめます。多くの場合、末っ子ですね。

とても優しく、感受性が豊かです。

［ピエロ］

道化役のお子さんのことです。

親たちの争いが始まり、家族間に緊張感が走り始めると、突然頓珍漢な質問をし始めたり、踊ったり歌ったりし始めるお子さんのことですね。

普段から、家族にはペット的な扱いを受けていますが、心の中はさみしさが溢れています。

［イネイブラー］

支え役の子どものことです。他人の世話をやいてクルクル動き回っています。長男や長女がこの役割をすることが多いです。

母親に代わって幼い弟や妹の面倒を見ますし、父親代わりをしたりします。

依存的な親とのあいだに情緒的近親相姦が生まれる場合もあります。

【リトルナース】

イネイブラーやプラケーターが家族を支えたりなぐさめたりするのに対して、リトルナースは他人の問題を自分のことのように、一生懸命解決しようとします。ここには承認欲求が入り込んでいることが多いです。

【ロンリー】

字のごとく自分の殻に閉じこもり、他者を寄せつけないようなタイプです。ロストワンに似ているようで違い、何重にも仮面をかぶっていることが多いです。

【プリンス】

王子であるといってもあまり良い意味ではありません。周囲の期待に応えようとして自分をなくす、八方美人で流されやすい人です。頼まれても断われない性格です。

このほかにもいろいろあると思いますが、ざっと見るとこのような役割があります。しかし、子どもたちは「無意識の言語」「ふるまい」をしていますので、伝えたいことは彼らにさえもわからないのです。

こうして、自分自身の欲求を棚上げし、他人の欲求を自己に取り入れ、自分の欲求のようにして生きているので、自分の感情を感じることができなくなってきます。これらは心理学から人間関係を読み解いていく時の基本になります。


さて、がんに関してこれらはどう関係してくるでしょうか。例えばある人が50歳で胃がんにかかってしまったと仮定しましょう。そしてその人が昔から家族の問題を抱えていたとします。家族の問題の抱え方は千差万別であり、内海式の場合セッションやカウンセリングで読み解いていく必要があります。さて、この胃がんになった50歳の人も、昔は子どもだったのです。この人が家庭問題や人間関係によって、イネイブラー的な子どもだったとしましょう。それは実は思春期で終わったりなどしません。自分の人生から新しい伴侶選びから仕事にまで、至るところに影響を与えています。しかし自分はそこまでとは思っていません。自分では自立して人付き合いをしていると思っているのです。

ただ深層心理の深い部分ではイネイブラーを演じている自分を拒絶している場合があります。誰だってもっと自由で誠実に生きたいのです。でもしみついてしまった自分、刷り込まれてしまった自分はそう簡単には変えられない、それ以前に気づかないのです。かくして、イネイブラーを演じる自分に限界が来ると、甘いものに逃げてしまうかもしれません。

胃は共感の臓器でしたが依存の臓器でもありますので、誰かと共依存という傷をなめあう関係、いびつな関係を築くかもしれません。それらの感情は胃がんの形成に大いに関わっているのです。胃がんを良くしたいのであれば食事療法だけでなく、この根本的思想や深層心理から見直すこと。これを突きつめていくのが内海式根本療法の精神セッションです。

「心の歪み」と「反動の原則」の関係

このように深層心理を探っていくことにより、心理状態を向上させることはがんの治療に直結しますが、それには全ての問題は自分から始まっていることを認識し、自分が作りだした過去の幻影と向き合って整理し、自分という人間の大きな目的を見出すことにあるのが原則です。そこには内海式のような技術であっても本当は必要ないのですが、自分の心が幸せに関わることはわかっても、心のどこに問題があるのかは皆見たくないようです。

例えばあなたが幸せになれないひとつの理由、それはあなたがバカにされた時、ムカッとしたり逆ギレしたり、その感情を表に出さなかったとしても、裏でそう思っているからと考えることもできます。こういうと反発されるかもしれませんが、これは結構重要な発想です。この反応は残念ながら万人に存在します。みなさんも夫婦でケンカした時、さすがに相手が正しいと思ったことがあっても、全くいうこと聞きませんよね。これは全て皆さんの心が反動の原則を持っているからなのです。

これはいつも皆さんの心に働きます。自分が間違っているわけはない、私が信じたものがおかしいはずはない、私が受けている治療が詐欺だなんて信じられない、これも同じ反応です。これを少し拡大すると、自分のこんな醜い心理ががんを作っているなんて信じない、自分はもっと自分のことをわかっているはず、自分がトラウマに負けているなんてありえない、これも同じ反応なのです。このような心はがんと密接に関係すると内海式では捉えます。

これらの行動はあなたの深層心理の体現なのです。深層心理とは何なのか、世間ではいろいろな説明がされています。私は3ページ後の図を用いてよく説明しますが、自分が自分と感じているのは氷山の一角に過ぎないのです。より深い心理であるほどに、より深いトラウマや幼少期体験に左右されています。それだけでなくあなたに出ている症状、あなたが持っている病名そのものがあなたの深層心理の体現なのですが、そうではないと考えてしまうのが反動の法則です。しかし内海式ではそれを直視することこそが治療の第一歩なのです。

「でもそんなことといったら苦しいじゃないですか」という反応が当然あるかと思いますが、私はがんでなく人生でも同じことだと考えています。原因や自分の内面や深層心理を直視せず、どうやって人生が好転するというのでしょう。いい方を変えると、今までの自分など大したことないと腑に落とし、それを受け入れてしまえば人間は苦しくなくなるのではないでしょうか。私自身も心の底から自分がダメな人間なのを自覚したのは子どもが生まれた時、３・11の前後の時だったと思うのです。

特に末期といわれているがんを治すためには、今までの自分を本当に捨てる必要があると内海式では考えます。反動が起こることを認識することが、自分の問題であると知ることの第一歩であり、反動を捨てるというより反動を別の方向へ向けるのが治るための道なのです。

そうすると、あなたが真の意味で生まれてきた目的、仮に病気が治った時に掲げる偉大な目的が見えてきます。その目的は小さくてはいけません。大きければ大きいほど、実現可能性が薄ければ薄いほど治癒の可能性は高まるのです。

残念ながらこの本では内海式の全てを書くことは無理であり、具体的に書き出すと1冊の本どころではなくなってしまいます。ここに書いたことは基本的な考え方であり、初歩中の初歩であるに過ぎず、本当に診断しようと思うと人によって全て個別に分けてセッションしなければいけませんから。それくらい人の心というのは千差万別であり、ひとつのパターンに落とし込むのは難しいのです。

内海式の体系化された方法論を知るには、言葉で説明するより直接合宿なりセッションなりで、体験してもらったほうが早いです。この章に書いてあることも内海式の初歩に過ぎず、読み取り方と言語医学の使い方はキネシオロジーとも異なります。ただ、この本は内海式を学ぶための本ではありません。専門家がそれを身に着けるための本ではなく、がんで悩む人とその家族にこそ、まずは読んでほしいのです。

つまりこの章で伝えたかったことは、何より食事や体だけが病気の原因であるわけでは

人の表層意識と深層心理

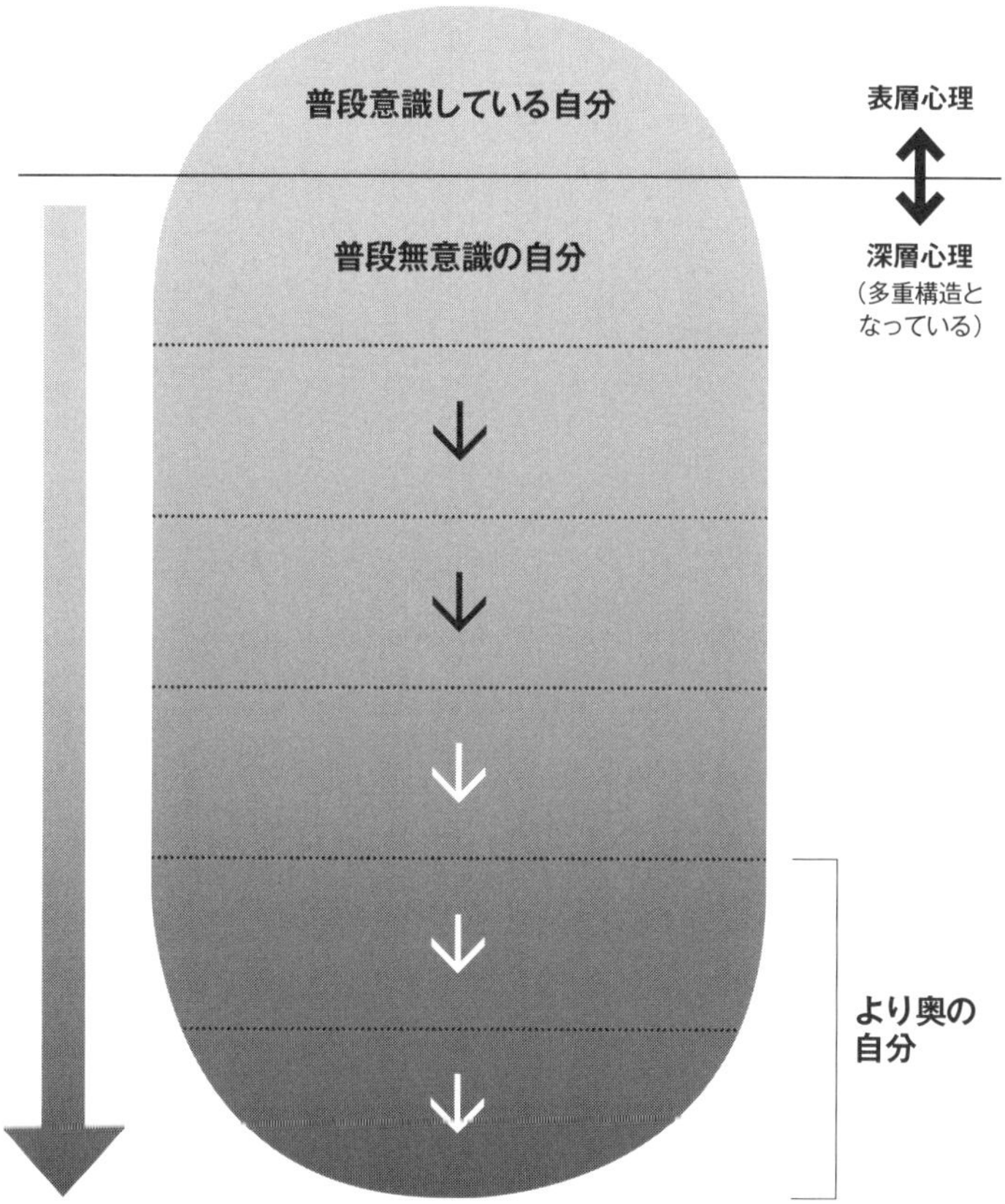

ないこと、がんの患者の今の精神状態よりも古い精神状態や深層心理のほうが、がんに与える影響が大きい場合が多いこと、そしてあなたの人の目を気にした振る舞い、気づいてないトラウマ、その他様々な物語がある形になって、ある場所に毒をかき集め、がんとして形成されていることに、興味を持つことなのです。

私はいつもこのことをひとつの言葉でまとめます。それはあなたが「いい子ちゃん」や「がんこちゃん」を演じているから生じたのですと。

患者レポート❷
砂糖をやめて解毒に励み甲状腺がんから回復
K・Aさん（37歳・北海道・教師）

24歳の頃にのど元より上ののどぼとけあたりが腫れてきたのが気になって、当時住んでいた場所に近い、D病院を受診しました。甲状腺の腫れでしょうといわれたが、具体的な診断はありませんでした。

母の勧めで、札幌のある甲状腺の専門医を受診しました。個人病院で病院名を忘れてしまいましたが、そこで細胞を採取する検査を受けたところ、良性な腫瘍であると診断されたのです。

ところが心配した母が、もっと大きな病院で受診してはと勧めたので、夏頃に東京のI病院で検査をしたところ、甲状腺乳頭がんと診断されたのです。また、橋本病の傾向も見られるとのことで、摘出を勧められました。そこで仕事で休みやすいのが12月か翌年の1月頃だと伝えたところ、そこまでは待てないといわれて秋頃に甲状腺の全摘出手術をしたのです。

手術から1年後（25歳）に、甲状腺がんが全部取りきれていないと診断されました。ショックでした。隔離されない程度の一般病棟で初めてアイソトープ（放射線ヨウ素）治療を行ったのです。カプセルを飲んで、2～3日入院しました。

ところが手術から2年後の26歳の時に、首もとのリンパ腺に転移があるということで、摘出手術を行ったのです。時期は忘れましたが、これまでの段階のどこかで、肺にも転移があるといわれたため、進行を抑えたりする効果があるといわれているチラージンを飲むことになりました。

甲状腺を摘出しているため、チラージンを一生飲むと診断された時は、一生飲むのかと煩わしさを感じたことを覚えています。チラージンは全摘出後から飲み始めました。確か、50ugを2錠だったと記憶しています。いつの段階かは覚えていませんが、最終的には125ug飲んでいました。

28歳で結婚しました。結婚する前に夫が私の病気を受け入れてくれたので、安心したことを覚えています。すぐに子どもが欲しかったのですが、手術後から生理周期が不規則だったこともあり、注射や服薬による不妊治療をして、30歳で妊娠、出産。2年後、第2子を出産しました。


それまで東京のI病院に半年に1度のペースで通っていましたが、子どもを妊娠した頃からは、東京まで受診に行くのが大変だったので、住まいのあるK病院にかかるようになりました。

第2子が1歳に満たない頃、K病院で、そろそろ治療しましょうかといわれ、34歳の時にA医大病院でアイソトープ治療を再開しました。半年後、再びアイソトープ治療。髪の毛が抜けるなどの副作用が生じたのも、この頃です。

アイソトープ治療は平均2回くらいだといわれていたので、勝手に2回で終わるだろうと思っていたのですが、「次はいつ予約をしましょうか」と突然、病院側からいわれてびっくりしました。

「（アイソトープ治療が）あまり効いていませんね。5回くらいになるかもしれません」とドクター。その瞬間、正直「ヤバイ！」と思いました。


2回目のアイソトープ後、放射線量を減少させる間、子どもと離れ実家で過ごす時期があったことを考えると、このまま放射線を浴びるアイソトープ治療のたびに、子どもの健康に支障があるかもしれないと危惧しました。

しかもそのたびに子どもと3週間も離れ離れになるのはとても辛いことです。また仕事もそのたびに休むというのも、負担を感じました。そして次第に、子どもに害があるという放射線治療は、実は私の体そのものにも、良くないのではないかと思うようになっていったのです。

終わりの見えない治療に対する不信感と、実家の母親が亡くなり、支えてくれる人が一人いなくなってしまったことも手伝って、先が見えないことに、いっそう不安感が募っていきました。

その時期に、知り合いの鍼灸柔道整復師が、内海先生のフェイスブックにいいね！しているのを見つけてから、先生の記事を読みあさりました。そしてこのままでは、私は死んでしまうと思い、内海先生の「医学不要論」を読んだのです。

ちょうど、北海道旭川で先生の講演会があり、夫と共に参加し、終わってから主催者側の方に声をかけ、先生にお話させていただく機会を得ました。

「代替療法というキーワードなどで、自分で調べてみても良いかもしれないね。興味があるなら、遠いけど、うちのクリニックに来ても良いよ」といわれたので、2014年の秋ごろ、34歳の時に、内海先生のクリニックを訪れました。

初回は看護師と面談後、先生の診察でした。今までの経緯と、状態、食生活などについて話し、メタトロンで検査をしてみました。

先生の診断でわかったのは、20代の頃からお酒が好きだった私でしたが、妊娠、授乳とお酒が飲めなかったため、甘いものをよく食べるようになっていたことでした。先生の本を読んだあとだったので、受診の時には甘い物を食べないようにしていましたが、「砂糖はがんを悪化させているようなものだ」といわれました。「まごわやさしい」の食事と、肉は良質なものを選ぶように指導され、自然農の野菜を紹介されましたが、地元に自然農をしている農家があり、週1で宅配してくれるのでそちらを利用すると伝えました。

卵は黄身が薄い黄色のものを、調味料もいろいろ紹介されました。補助食品としてお茶や古代米、天然石ではカーネリアンを勧められ、また、船瀬俊介さんの本なども紹介されました。あとは、自分で意識を持ちいろいろ情報を集めてみてはどうかとアドバイスをいただいたのです。

先生のクリニックには2〜3か月に1度、2年間通っていました。そのたびに低温サウナも毎回体験して、汗をかきました。

通い始めて半年くらいたった頃、なぜ、この病気になったと思うか、という宿題を出されました。食生活などは置いておいて、がんになるとしたら、病気になるとしたら、ほかの臓器や部位ではなく、なぜ甲状腺なのか、と。

あとからわかったことですが、これが先生の東洋医学をベースにした内海式根本療法でした。

「甲状腺はがんばるためのホルモンを出している。それが、異常となったということは、がんばりすぎるな、これ以上がんばらなくてもいい、というメッセージだよ。なんでがんばってしまうのかから元に戻って考えなさい」と診断していただきました。

振り返ってみると、20代からがつがつとがんばってきたような気がします。全部1人で抱え込んでしまう傾向があるので、子どもが生まれたことをきっかけに、包みこむような母親になりたい、そのためには余裕を持った生活をしようと決めました。

仕事に復帰したあとは、内海先生から「がんばりすぎないで適度に」という温かな言葉をいただきました。

内海先生のクリニックに行ってからは、地元で岩盤浴やミストサウナに月1回ほどのペースで行き、2か月に1度は鍼灸院に行き、そして江別市にある統合医療で、今も年に1度ほど通院しています。

内海先生の指導で、体を温めること、良い食品を選ぶこと。砂糖含め甘味料をなるべく使用しないことを実践しています。もちろん、そしてがんばりすぎないことも。

仕事のスタイルは変わったと思います。

電子レンジは使わなくなりました。オーブン機能だけです。病院に行くことがほとんどなくなりました。いろいろな知識を得たくなり、代替療法や健康に関することを調べたり、実践するようになりました。


現在は病院に通ってないので、がんが小さくなっているか、大きくなっているか、全くわかりませんが、元気でぴんぴんしています。自分の症状が理解できて自分の体を感じられるなら、病院になど行く必要はないと内海先生に指導されたからです。

甘い物は、ほとんど食べません。たまにいただき物を少量食べる程度です。先生の指導の下、チラージンを徐々に減らして、通い終わった頃に0にしたのですが、便通が極端に悪くなり、便秘になったので、今は50ugを1／4にして朝1回飲んでいます。快便とはいきませんが、そこそこ、問題なく出るようになりました。ホルモン剤は覚醒剤みたいなものだから、できるだけ飲まないほうが良いと指導をもらいました。

自分のがんだけでなく、子どもや夫の風邪なども含めて、病気に対する考え方が根本から変わったので、病院に頼ることはほとんどなく、薬も飲まないし、子どもには予防接種も受けさせていません。

自宅では良質の食品を使いますが、週末には外食もしますし、仕事で食べなければならない場面もあります。全てを良い物にすることは不可能に近いので、可能な限り避けたり選んだりして、自宅での食事で調整するようにしています。

職業柄、生徒たちに良い食事やワクチンの問題点など、いろいろなことを伝えたいとこですが、教科書とは異なる点も多々あり、伝えるのが難しいです。こんな意見もあるよ、データがあるよ、と客観的な情報を提示して、テレビや報道だけに流されず、広い視野を持つようにと伝えています。

そうそう、検診に行く必要はないよ、ということは子ども達に伝えていますね。そんなこんなで昔からがんでさまよい、転移して西洋医学的には末期がんであるはずの私は、13年たっても今こんなに元気です。

患者レポート❸
合宿でもらった指導を実行して末期がんでも元気
T・Kさん（44歳・福岡県・一級建築士）

２０１５年の夏頃、下腹部まわりが急に太り始めたのが兆候でした。炭水化物抜きや夜の食事の量を減らすなどのダイエットをしたものの、特に変化はなく、翌年の春ごろには、胃のあたりまで膨らんできました。

２０１６年6月21日、地元の胃腸科クリニックで超音波検査をしたところ、婦人科系の異常であるという診断。総合病院での精密検査を勧められたので、6月25日K病院で、超音波検査をすると、症状が深刻だということで当日ＣＴ検査をし、卵巣に腫瘍（左20㎝、右５㎝）があるといわれました。

画像だけでは良性か悪性かの判断は難しいが、一部の画像で悪性が確認できたといわれました。また、腹水約1.2ℓが確認できたということでした。レントゲン検査によると、肺が真っ白で、空気が入っていないということでした。腹水は腫瘍が悪性の場合に発生するといわれてショックだったことを今でも覚えています。また腹水を吸収すると、肺がつぶれているので肺に水が残り、肺水腫の可能性もあるといわれたのです。初めて「死にたくない！」という激しい感情に揺さぶられました。がんに対する恐怖はもちろん、肺腫瘍のため息ができないくらいゼイゼイしていました。

ここまで進んだ状況の場合、腹膜播種（がん細胞が腹膜に転移した病状）という状態も考えられ、早急に治療に取りかかる必要があるとのこともいわれたのです。

さらに転移確認の為、胃カメラ、大腸カメラ、MRI、手術の日程が決まったのですが、その後、全てキャンセルしました。

というのは、自分が病気になるとは思っていなかったので、本当に青天の霹靂だったからです。手術するといっても、どこかピンとこなかったので、検査もやめることにしました。

6月27日に大阪で内海塾を受けることにしていました。内海先生のことはいつから知っていたかはきちんと覚えていませんが、フェイスブックで既にフォローをしていて、病気がわかる前の4月に申し込んでいたのです。タイミングが良かったと思います。

内海塾の懇親会で先生から次のようなアドバイスをいただきました。

●ステージ4（腹膜播種がある末期がん）での開腹手術は臓器を痛めてしまうので、無駄である。現代西洋医学でさえもそれが一般的であり、だから抗がん剤を西洋医学では選択する。それに伴う検査ももちろん無駄であること。
●白米、小麦粉、砂糖を食べない。
●野菜にワン酵素をかけて食べる
●東京のクリニックに来てもいいが、診療期間が短く遠いため病気合宿に来たらどうか

さらに九州で知っている病院「Yクリニック」、「M医院」を紹介してもらい、TQチップをいただき、卵巣のツボに貼るようにアドバイスをされました。TQチップというのは、ピップエレキバンのようなもので、貼ると、その部分が陽転する働きがあるそうです。

その後、7月下旬に大阪の病気合宿に参加しましたが、参加者20人以上という大人数のため圧倒されました。

この頃から代替医療を開始しました。病院や、薬などの害については、代替医療師

の方のブログを見つけて、セミナーを受けたり、そこで知り合った方々から情報をもらい、7月4日、Tメディカルクリニックの S 先生に免疫治療の相談をしたところ、腹水対策としてCARTという方法を教えていただきました。腹水を腹腔から抜いて、がん細胞を取り除き、ろ過濃縮して、体に有効なタンパク成分を体に戻すというものです。費用や時間のことがあるので、福岡でできる病院を探したほうがいいのではないかというアドバイスをもらいました。

福岡に戻ると、腹水が溜まり生活が困難になったのでとうとう10月8日に、T病院でCARTを行いました。レントゲンを撮ると、腹水だけでなく胸水もあることがわかったのです。胸水の量が多いため、右肺をつぶしていました。右肺は機能していなかったのです。

しかも右肺の下部分に影があるので、おそらく肺に転移しているのではないかとのこと。それから、CARTを1ヶ月に1回続け、最近は2週間に1回受けています。

内海先生から紹介されたM医院では音楽療法、高濃度ビタミン点滴を、Yクリニックでは漢方を処方してもらいました。

11月の福岡合宿の参加者は、10人と少人数でした。大阪合宿の頃に比べて、自分で何とかしたいという心の変化があったので、以前よりも積極的に先生の指導を仰いだのです。

メタトロンをしたところ、肺、胃、脳、肝臓が疲労していることがわかり、子宮や卵巣、乳腺が全く反応していないことがわかって、ますます「自分の体をなんとかしてあげたい」という思いが強くなっていきました。

それからは懇親会や合宿の先生の指導を素直に守って、次のことを実践しました。

●1日、1.5食にする。
●白米をやめて玄米を1日に1膳までは食べる。
●小麦粉、砂糖は摂らない。
●食事を「まごわやさしい」にする。
●岩盤浴やヨモギ蒸しで体を温め、汗をかく。
●いい油（オメガ3など）をたくさん摂る。
●水素還元させたお茶（ありがとうボトルのお茶）を飲む。

自分がなぜがんになったのかを考えるようにと先生からいわれたので、そのことについても考えました。

社会毒や薬の害が自分の体を蝕んでいたのがよく理解できました。そのおかげで食事療法も納得して積極的に実践しています。

一番悩んだのが、東洋医学をベースにした内海式根本療法です。

乳がん、子宮がん、卵巣がんなどが女性性の否定といわれても最初ピンときませんでした。自分は男のように生きたいと思ったことなど、一度もないからです。

また卵巣がんにかかる女性は、子どもを産みたくないという願望があるかもといわれても、人一倍子どもが欲しかった私には、当てはまらない気がしました。シングルマザーの母親の背中を見ながら、手に職をつけたくて、たまたま建築士の資格を取り、独立し、仕事を続けています。これまで結婚や妊娠は、たまたま縁がなかっただけだと思っていました。

これを見つけるためにセッションを受けることにしました。最初内海先生のところに行ってやろうと思ったのですが、内海先生と同じキネシオロジーを学んでいる田中信二先生が、九州に来ると内海先生に聞き、田中先生のセッションを受けられるよう手配してもらえました。そこで初めて自分の深層心理の問題に直面しました。私はセッションの中で大泣きしてしまったのです。

左の卵巣にがんを患ったこと、これは今いったように母親との関係が原因かもしれません。転移した肺は、悲しみを溜め込む臓器なので、きっとこれまでの悲しみを肺が一身に受けてくれたのかもしれません。でもこの痛くもつらい病気をバネにして生きていくしかないですね。今ではこの場所にがんがあること、腹水が溜まっていることは私の感情の溜め込んできたもの、などが改めてわかります。

現在は、1度も病院で検査をしていないので、どうなっているかわかりません。病気がわかってから1年になりますが、生きていられています。4月には1週間のハワイ旅行を楽しみました。病気がわかってから制限していたパスタも思いっきり食べてきました。とても美味しかったです。生きていて良かったという思い出もたくさん作りました。末期がんの腹水患者なんて、余命3カ月がいいところだといわれますけど、末期と診断されて1年、とても元気です。

第八章

補助療法についての考え方

補助療法におけるもっとも重要な考え方

これは非常に簡単に理解できるはずなのですが、非常に実践が難しいという問題です。理解は簡単、それは補助療法とはどこまでいっても補助療法であり、がん治療の主たる方法論ではないということです。3ステップのところでも説明しましたが、私は具体論とか3つ目（食事療法など具体的方法）のステップだけでは、治療効果はあまり上がらないと考えています。結果が出るのは軽度のがんの場合です。

難しいがんの治癒にとって一番重要なのは内海式に代表される精神と肉体との関係であり、2つ目のステップとして説明した、「人の体とは何か？　病気の本質とは何か？　人体のシステムとは何か？　症状とは何か？　そして自分の心と病気との関係は何か？」について模索し、学ぶということ、それと3つ目のステップ（具体的方法）が組み合わさることなのです。そして末期がんから生還した人に共通したルールが、実は〝発想の転換〟であることを知ること、これが重要だと述べてきました。

それでもどうしても人はすぐに具体的方法＝補助療法に頼ってしまいます。だから実践が難しいのです。そういう人で、症状が改善しない人を私は大勢見てきました。それで治った人も世の中にはいるでしょう。しかし私が見た限り難しいがんの状態であればあるほど、生還を果たした人は必ず2つ目のステップを重視しているのです。

私ががんになった場合に実践する補助療法

繰り返しいいますが、これからのことは2つ目のステップがないと焼け石に水となる可能性が高いです。道具は原因を除去してはくれません。それを理解していただいた上で、私ががんになった場合に実践し、当院でも勧めていることを述べると、次のようになります。

①西洋薬は全てやめる（いきなりやめないこと）
②解毒療法（低温サウナ、陶板浴などによる毒素排出、体温アップ。ただし低温サウナは体力の消耗が激しいので注意）
③水素や電子系の還元商品の利用
④良い油をたくさん摂取する

⑤アロエベラ、モリンガ、ブルーグリーンアルジーなどの補助食品の利用
⑥量子医学（ホメオパシーやメタトロンレメディなどのアプローチ）
⑦こんにゃく湿布やしょうが湿布
⑧全国のパワースポットを巡る
⑨笑うこと、趣味を持つこと、感謝すること
⑩下半身や体幹の筋肉を鍛える

当たり前のことですが、様々な療法を実践するにあたり最も重要なものは、体調です。体調に合わせてやっていくことが重要であり、体力が落ちていれば筋力トレーニングはできません。また薬物をやめるための指導は医者ではない治療家やセラピストでは法律上できないので、相談できる数少ない医者を頼るか、当院に来ていただくか、薬について自分で勉強して徐々にやめてもらうしかありません。

後者の場合は自己責任になりますが、断薬は禁断症状など伴うことも多いのでできれば専門家の指導に従って徐々にやめるのが理想です。なぜそれぞれの薬がダメなのか、二章も参考にしていただき、より詳しく知りたい場合は、拙著「医学不要論」「薬が人を殺し

ている」などを読んでください。一言でいえば全ての薬は免疫を下げ、がんを悪化させます。

私が具体的にクリニックで行っている療法

私はがんに限らず、あらゆる病気は、患者自身が知識を持って自分で選択して治すという意志のある人こそ、治るチャンスが多いと考えています。そのため、私のクリニックで施している療法は必ずしもうちでなければできないというものでもなく、基本的にやり方がわかってしまえば自宅でも実践できることです。そのために私は定期的な集中合宿をやっているのです。

がん患者には、次の5つの療法を施しています。

①食事療法とその選択
②メタトロン測定
③温熱療法やデトックス

④健康補助食品の利用
⑤内海式根本療法（キネシオロジーや言語医学と心理学を融合したオリジナル療法）

「がんは毒をかき集めてくれる細胞」なので、がんの根治療法の原則は、良い食べ物と良い精神、そして解毒です。食事療法はすでに説明しましたが、ほかに代替療法の中でもがんに強いのは、温熱療法だといわれています。38度を超えるとがん細胞は生存できなくなるからです。しかしこの理論にはひとつ問題があると思います。温めるとなんでも治ると考えてしまう人が多いことです。当院でも温熱療法やデトックス的な治療は行いますが、やはり治すための補助のひとつであり、それだけで治るわけではありません。

メタトロン〜周波数測定器

周波数測定器とは？

私は量子医学を応用したメタトロンという周波数測定器（正確にはエントロピー測定器）

を導入し、患者の方の身体の状況をチェックしています。量子医学という言葉については説明しましたが、機械化されているものはロシアやドイツなどで非常に進んでいます。メタトロンについて理解するために、まず機械物理学について説明してみます。ちょっとわからなくても良いので読んでみてください。

パソコンや携帯電話やレーザー光線や半導体は、量子力学の応用で開発されています。電子工学や超伝導も量子力学を基礎として展開されているそうです。従来の物理学では原子や分子、電子、素粒子などは、位置と運動量の両方を同時に正確に確定することができないらしく、これらの技術は原子や電子が粒子としての特徴を持つと同時に波としての特徴を持ち、逆に光や電波のような電磁波もまた、波としての性質を持つと同時に、粒子としての特徴を持つという概念から説明されます。これが「粒は波、波は粒」です。

このような性質を持っている量子という概念を導入すると、量子の確率分布を数学的に記述することができ、粒子や電磁波の振る舞いを理解することができます。これを量子力学と呼びます。こう書くとわかりにくいですが、翻訳すると目に見えないいろいろなこと、今の見える科学だけは説明できない様々なことが説明できるようになってくる、だから量子力学に注目が集まっていると考えれば良いと思います。

また物質の素材自体はたくさんの「原子」が集まったものですが、それを地球レベルに拡大するとスカスカになっています（左の図）。電子とも関係してきますが、この原子の内側の物理学が量子力学である、というわれ方もします。みなさんは子どもの心に戻って考えてみて、この間（図の矢印部分）に何もないと考えるでしょうか。私が学ぶような物理学や量子医学はそう考えません。ここに何かある、ここに情報があると捉えるのです。

電子と量子は似たような扱いをされることが多く、電子も波のような波動性を持っているとされます。それがどんな波になっているか関数の形で記述したものを「波動関数」と呼びます。そしてこれを理解するために「波動方程式」という方程式を解き、さらにその方程式を解くために、「作用素」と「固有状態」を考えます。

少し難しくなってきましたが、波動方程式として有名なのが「シュレディンガー方程式」。一言でいうと「固有状態である波動関数を探すのが量子力学」なのだそうです。しかし、

原子

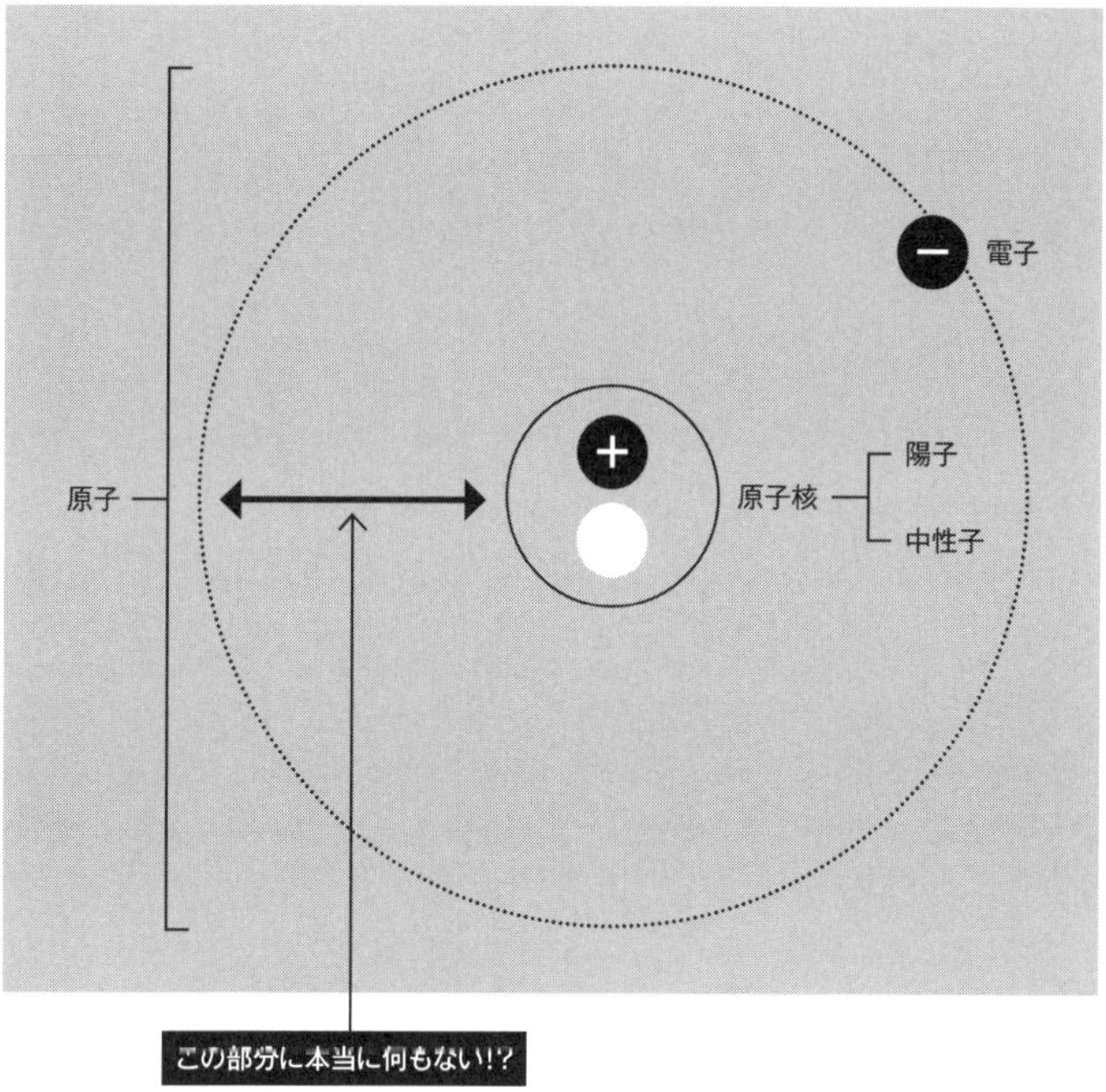

一般人はこんな難しいことを理解する必要はありません。興味がある人だけ自分で研究してみてください。

メタトロンはエントロピーを機械で可視化

さて、いよいよこれから本題です。

メタトロン（当院でも扱っているロシアのエントロピー測定機器）は、エントロピー（無秩序の度合いを示す物理量）を測定して、体の状態を把握します。シュレディンガーは「生物が誕生した状態ではエントロピーが小さい状態で安定しているが、生きている間に様々な刺激を受けることで変化し、やがて違う場所で安定することになっている」と唱えています。

こう書くとまた難しく感じてしまうかもしれませんが、メタトロンというのはこのエントロピーが大きくなるか小さくなるか、バラバラになるか集まるかを測定しているだけです。そうすると状態がわかるのです。そこは再生しようとしているのか、崩壊しようとしているのか。究極の崩壊状態に向かっているのががん細胞であり、再生しようとしている状態は炎症の状態だといえます。

よってこの崩壊の状態を反転させて、逆の周波数を与えることで、乱れた周波数を補正しようとする、これがメタトロンを応用した方法論です。もちろんメタトロンはそれだけでなく、その人に合った食事や健康食品、パワーストーンやハーブ、精神状態の把握、経絡などの弱り具合などを測定できます。

また、私がメタトロンを使っているのでこればかり説明していますが、メタトロンだけがすごいのではなく、日本にはほかの測定器もあり、それだって効果はあると思います。私がそれを使っていないだけだということはご理解の上、そのような機械を扱っている人がいれば、参考にしていいかもしれません。

量子医学は世界の古代医学の継承者

長々となりましたが、メタトロンとは一言でいってしまうと「周波数とエントロピーに着目」しているだけです。私たちの体、地球にあるいろんな物質や物体、空気中にあるものは全て固有の周波数を持っていることは説明しました。これは科学的に繰り返し観察できます。

メタトロンは、東洋医学やアーユルヴェーダの考えが広く取り入れられており、世界最先端技術と伝承医学の融合によって全身の生体磁場エネルギー（東洋医学でいう気）を読み取り、エントロピーの状態を客観的に測定し補正しようとします。

約８００か所の体の状況を分析しパソコンで表示しながら、周波数の補正も可能です。測定の方法ですが、最初にヘッドフォンのようなものを装着してもらいます。感覚神経の電気信号や脳波を拾い、全身の周波数の状態をチェックし、それがパソコン画面に、体の部位ごとの症状が表示されていきます。体の部位に１から６の点数が付けられ、１はまだ動いていない状態や潜在的な状態を表します。２が一番良い状態で、３は普通、４は少し疲労が溜まっている、５は疲労、６は強い疲弊といった数値が表れます（３ページ後の図参照）。

メタトロンから読み取れるのは、患者の周波数です。これは病名ではありません。胃腸の周波数状態が悪い人は、胃と腸の部分が濃い色で彩られます。この色が悪いことと症状や病名は必ずしも合致しないことがポイントです。残念ながらそれを読み解くには、一定の専門的知識がいるのでここでは割愛しますが、がんの場所は黒く（6など）出ないことが多いです。がんの場所は3や4が出ることが傾向として多く、これが「がんは毒をかき集めてくれている細胞」とする考え方と近いのです。

ほかの臓器が黒くて弱い場合、なぜそこが弱いのに別の場所に病気ができるのか、これは内海式の考え方や東洋医学的な考え方に近いです。よってメタトロンを見る時は西洋医学の考え方ではなく、東洋医学やホメオパシーやアーユルヴェーダ的な考え方を持てなければ、やらないほうが良いくらいです。そしてこれも繰り返し申していますが、メタトロンが人を助けてくれるわけではありません。これもまた補助機械に過ぎず、2ステップ目と心身一如の実践法である基本の食事療法と精神療法を大事にしなければ、焼け石に水になってしまうのです。

しかし、メタトロンは使い道が広いので、最近は体質の判定や将来の予防を目的に検査を希望する方が増えています。ただ、病気のほうが1回限りで補正をしたいというような方の施術は、当院ではお断りしていますのでご注意ください。あとメタトロンのもうひとつの利点は体の状態だけでなく、どんな食べ物が自分に相性が合っているか判定ができるところです。前述した食事療法とメタトロンは密接な関係があるのです。

温熱療法とデトックス

現代の毒は「脂肪」に溜まる

がんの根治療法の原則は、良い食べ物と良い精神、そして解毒です。解毒（デトックス）を考える上で、現代の毒は「脂肪」に溜まるということを理解することが必要です。昔からある毒、例えば感染症菌やウイルスなどは血液や腸に問題を起こし、脂肪には溜まりません。一方、食品添加物や農薬、薬、トランス脂肪酸など、現代に特有の毒の多くは石油性製品であり、「脂溶性毒」――つまり油に溶けるものばかりなのです。

メタトロン

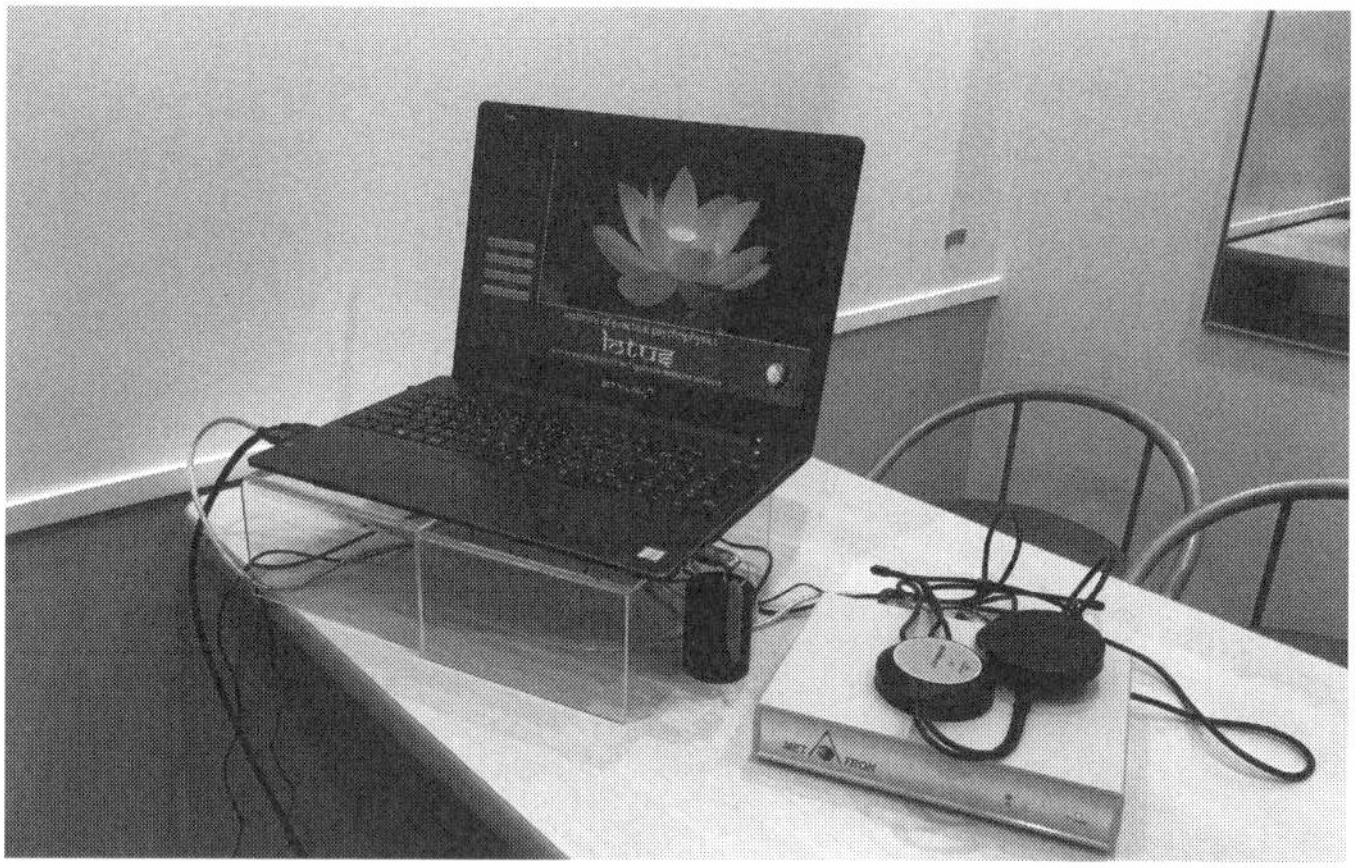

メタトロンとヘッドフォン

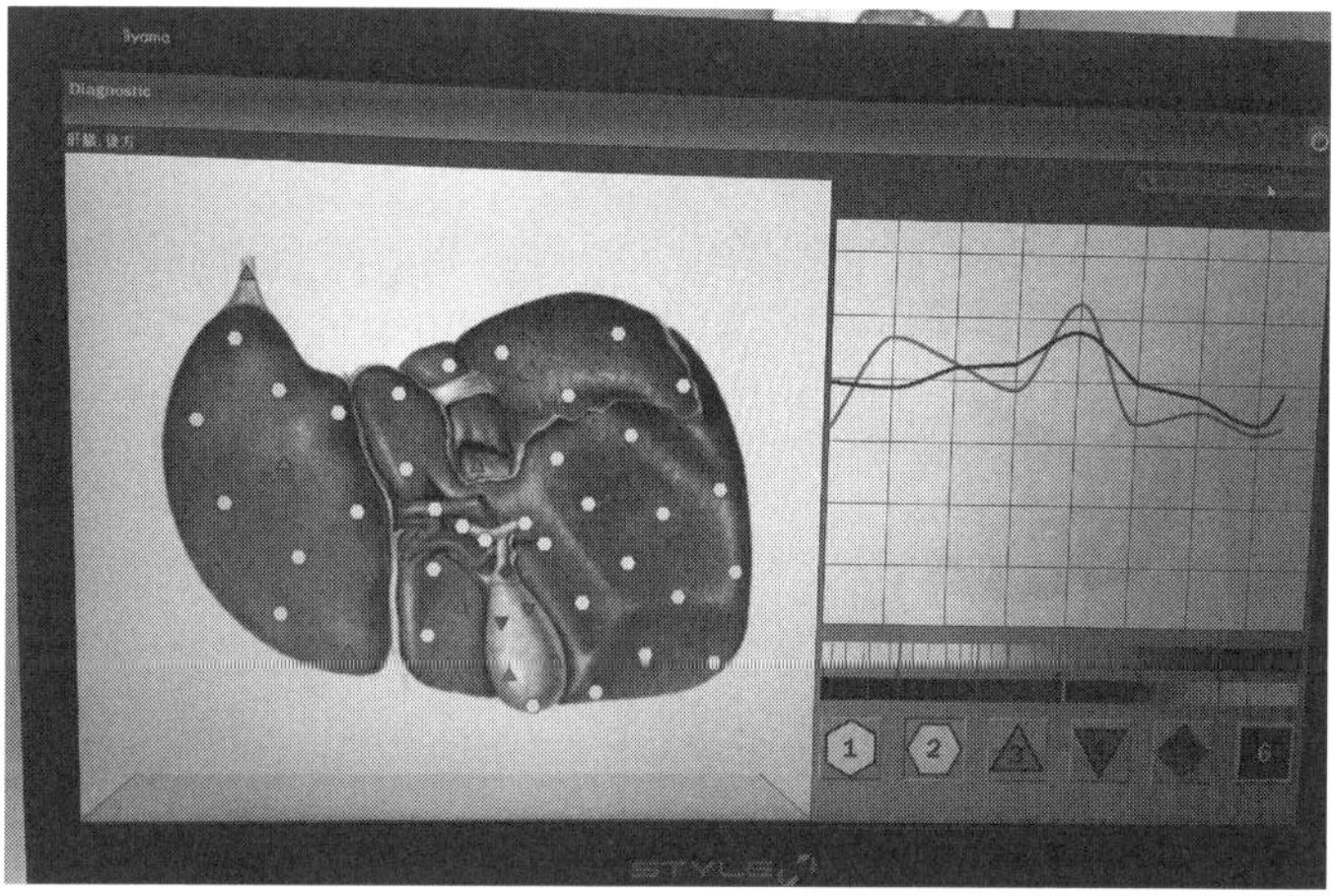

メタトロンの判定画像

脂溶性毒は体の中に入ると脂肪に溶け込み、どんどん溜まっていきます。そして血液中に出たり入ったりしながら全身をめぐり、じわじわと体を蝕んでいくのです。問題は脂溶性毒の場合すぐに症状が出ないまま、脳にまで浸食し、やがて体を蝕んでいくことです。人間の脳はほとんどが脂肪なので、脂溶性毒の害をもろに受けてしまうのです。また神経系や細胞膜にも、脂溶性毒は容赦なく入り込んでいきます。脂肪に溜まった毒を解毒するには、脂肪を入れ替えるしかありません。

そのためには、ロボットのメンテナンスで汚れたエンジンオイルを変えるように、毒で汚れた脂肪をまず取り除き、きれいな脂肪を入れるようにすれば良いのです。人間の体は水と脂肪でできており、相互作用があります。また汗をかき脂肪を入れ替えることは、有害金属、ヒ素、フッ素、放射能などミネラル毒の解毒にも有効です。

解毒には低温サウナが効果的

農薬も食品添加物も薬も、全て出し方は一緒です。

まず毒を抜いて、良いものを入れていく。これで、さんざん毒された体の中も徐々にきれいになっていくでしょう。これまで溜めてきてしまった脂溶性毒を取り除くのは、容易ではないかもしれませんが、脂溶性毒を抜くには、汗をかくのがもっとも効果的です。昔は毒は便と尿で出せとよく教わりました。これは間違っておりませんが、残念ながら現代の毒は脂溶性毒やミネラル毒なので、便や尿では出しづらいのです。だから汗が着目されるようになったのです。

解毒法の中でもっとも強力なのは低温サウナでしょう。当院も低温サウナが2台置いてあり、よもぎ蒸しが1台置いてあります。低温サウナは長く入れますし、出たり入ったりを繰り返せば、何時間でも入ることができます。それにより多くの脂溶性毒の排出のほか、温熱による血流促進、免疫力アップなどの効果が期待できます。強制的にたくさん汗をかくので、脂溶性毒だけでなく、有害金属や放射性物質の排出にも効果的です。

大事なのは低温という点です。よく銭湯などにある一般的なサウナだと、温度が高すぎて長く入っていられません。また、高温で急激に体が熱くなると、出る汗は水分が中心となり、肝心の脂肪の入れ替えができません。脂肪に溜まった毒を抜くには、時間をかけて、じんわりと汗をかくのがもっとも効果的なのです。そうすると脂肪が燃えて、脂肪に溜まっていた毒が汗と一緒に排出されます。

実際、低温サウナに入ったあとのヘロイン中毒者の汗には、ヘロインが含まれているというデータもあります。それほど即効性のある解毒方法といっていいでしょう。最近は、スーパー銭湯など大型の施設には、いくつか種類の違うサウナが設置されているところもあります。スチームサウナやミストサウナなら低温サウナと同様の効果が得られるでしょう。

これはもちろん、がん治療にも有効です。ただ、低温サウナは、重度の薬中毒の患者さんや放射能の解毒を行う患者さんに使用するくらい強力な方法です。雑巾を絞るように毒を排出できるという、最も効果的な方法ですが、自分で行う場合は、必ずその時々の体調と相談しながら行うことをお勧めします。特にがん患者の一部の方は体力が非常に落ちていますので、その場合にはやらないほうが良いです。

ほかの温熱療法

低温サウナよりは強度も効果もゆるやかになりますが、じんわり汗をかくという意味では、岩盤浴や抗酸化陶板浴、半身浴、よもぎ蒸し、最近流行りのホットヨガでも良いでしょう。岩盤浴や陶板浴、よもぎ蒸しは、体をじっくり温めることで、低温サウナ同様リンパ球の活性が良くなり、免疫力が高まるというメリットもあります。当院では婦人疾患などによもぎ蒸しを活用しています。高齢者の方は陶板浴のほうが、負担がかからないでしょう。

半身浴は自宅でできるもっとも手軽な汗出し方法といえます。むくみ改善、美肌効果などの美容効果があるといわれますので、すでに習慣にしている人も多いかもしれません。ただ半身浴にはひとつ、問題があります。日本の水道水に含まれる塩素や鉛や亜鉛、アルミニウムです。普通の入浴ならともかく、半身浴は湯船につかっている時間が長い分だけ、毛穴から有害物質を吸収しやすくなってしまうのです。せっかく汗をかいたのに、そのフィードバックとして有害物質を入れてしまうのは、バカげたことです。

一番良いのは、風呂場にも浄水器を取りつけることですが、毎日、それで風呂の水をためるとコスト的に厳しいかもしれません。そこで浄水器の代わりにお勧めしたいのが、ミカンやゆず、レモンの皮を風呂に入れることです。ただし、風呂に入れる柑橘類やビワ葉も、無農薬のものでないと逆効果であることはいうまでもありません。また、私が運営している通販ショップ「うつみんのセレクトショップ」では、入浴用の「これいいかも♪」という製品を扱っています。塩素を中和し発汗作用を増し放射能減弱作用があることがわかっています。

また、温熱療法には体の体温を上げる効果もあります。がん患者の方を診ていると低体温の方が非常に多いです。よくいわれる話ですが、体温が35度台だと免疫力は低下しがん細胞の増殖は活発化します。逆に体温が上がることにより、免疫力も上がり自己治癒力が回復することがわかっています。動ける方は運動をして体温アップを心がけることも重要ですが、解毒と同時に体温を上げて免疫力を高める温熱療法は、自宅でも実践できて補助療法としてはお金もかからず効果的な手段と考えています。

健康補助食品

改めて申しますが、サプリや補助食品で治るとは思わないでください。そして何種類もタブレットを飲まないでください。何種類も飲んでいる人を見るとお金をかけるだけかけて、ほぼ全てが治療失敗に終わっています。そうした方が来院した場合、私はまず基本の教えとともにサプリメントを全てやめさせています。

さて、栄養療法での治療は基本としては「食生活の根本的改善」に尽きますが、大きく欠乏した栄養素を早急に補わなければならない時に、サプリメントが威力を発揮します。サプリメントは現代でいうと西洋薬に近いのです。よって、サプリとは基本的には短期間で栄養を急速に補充する目的で使うものであり、弊害まで全て理解した上で、自己でよく調べて摂取することが必要です。どこかのクリニックでこのサプリを飲めといわれて、失敗した人を大勢見てきました。

サプリメントと健康補助食品というのはこの場合別に考えます。健康補助食品とは抽出していくものではなく、自然の薬草などを加工したものだと思ってください。これは粉末だったりお茶だったりジュースだったりしますが、サプリとは違います。私がもしがんに健康補助食品を使うとすれば、この抽出されていないタイプのものを推奨しています。具体的にはあとで示しますが、人工抽出サプリが悪いわけではなく、どこでどんな目的で使うかなのです。ただ、人工サプリにはがんに効く成分（フィトケミカルなど）はないといって良く、がんの場合にはあまり使用しません。

また私は液体型のミネラル剤をたまに使います。例えばにがり、ケイ素液、岩盤ミネラル液（植物ミネラル液も含む）、などですが、これらは調味料と思っています。実際我が家ではこれらは塩の横に置いてあります。これらは料理の隠し味に使い、料理用ハーブや生薬などもそのまま料理に使うことを勧めています。第五章の後半にある解毒の話につながってきます。

さて、前述したように私ががん患者の方に処方する場合、原則は1種類です。複数を使用することでパワーが倍増すると考えがちですが、逆に相殺してしまうことがあるのです。

これは量子力学的な発想なのですが、ここでは詳しい話は割愛します。いずれにしろ何種類も飲んでいるのが良くなさそうなのは、ちょっと考えればわかることでしょうから。

次に挙げるのは、当院で使用しているものです。

●ブルーグリーンアルジー（海外原産の藻系食材）

35億年前に誕生しミトコンドリアの起源や葉緑体の起源といわれています。ORAC（活性酸素吸収能力）が非常に高く、またコシアニンと呼ばれる発がん抑制物質も含まれており、スピルリナ（藻系食材）と比べてもフェニルエチルアミンが含まれていないこと、オメガ3が多いこと、ムコ多糖類が多いことなど、スピルリナよりさらに防御効果が期待でき、がん治療に私はよく使っています。

●アロエベラ（ムコ多糖豊富な薬草）

海外では古くから薬草として利用されてきましたが、放射能対策にもなるということもわかってきています。免疫調整作用が多い補助食品です。膠原病や皮膚疾患にも私はよく使います。

●モリンガ（インドの薬草）

解毒力に優れています。体力のない人に効果的です。

●水素水

水素の一番の作用は還元作用です。活性酸素の活性を奪い還元するために用います。活性酸素は中間物質として、老化や炎症反応やがん化などに関係しているといわれています。活性酸素はミトコンドリアから発生します。酸素は人体において必要な元素でもありますが、場合によっては強力な毒になります。

昨今では色々な水素水が出ていますが、私は市販の水素水については全くあてにしておりません。はっきりいえば有害なものもあると考えているくらいです。この本は水素の専門書ではないので、どうしても知りたい方は拙著「まだ誰も知らない水素と電子のハナシ」（ヒカルランド刊）を読んでもらいたいのですが、水素の特殊性と効果を考慮して、私は「ありがとうボトル」という不思議な陶器を使っています。これは低電位化されたお茶を作るという陶器で、これ自体は科学的に証明されたものです。この取扱いは私が運営している

「うつみんのセレクトショップ」と当院でも行っていますます。しかし何度も繰り返しになりますが、ありがとうボトルで治るわけではありません。根本が正されたところに、ちょっと後押ししてくれるだけとお考えください。

内海式根本療法

内海式の基本については第七章で簡単に説明してきましたが、本来セッションであると述べたように、紙面だとどうしても表現できないのです。家族間やトラウマなどの問題を深層心理から分析し、症状や病気との関係性を紐解いていきます。

しかしそこまでしないでも、患者一人ひとりがそれぞれのやり方で自分の精神を根本から見つめ直せれば、似たような効果を見込めるかもしれません。内海式で一番重要なのはその考え方であり、自分の精神を見つめ直すのに内海式でなければいけないわけではないからです。また、合宿ではグループで意見を出し合うことが多いです。

患者レポート❹
メタトロン測定を活かした食事療法と温熱療法で多発性骨髄腫を完治
A・Kさん（45歳・東京都・飲食コンサル）

2016年8月に毎年受けている人間ドックで、血液検査結果項目のひとつにE判定が出ました。すぐに東京・広尾にあるN医療センターで再検査を受け、1週間後に免疫グロブリンが通常の5倍以上あるという結果が出たので、自動的に多発性骨髄腫という診断が下されたのです。

ただ、無症候状態だったため、経過観察を行い、数値が悪くなったら抗がん剤治療を行いましょうという医師の説明を受けました。とっさになぜ骨髄腫になったのかということと、数値が悪化しないためにできることはないのかと質問しました。

ところが医師の回答は、「骨髄腫の原因はわからない、数値が悪化するまでは何もできない」とのこと。また「遺伝子の損傷があり、○番と○番の遺伝子が転座を起こしています。この番号の組み合わせが転座している場合は発症したら進行が早いです」と告げられたのです。つまり進行するとかなりヤバいが、それまで治療のすべはないということです。これはおかしい。自分の一生がかかっているのに、悪くなるまで放置しろというのか。怒りというより呆れてしまいました。

２年前の２０１４年8月に胆嚢炎を患い、内視鏡で治したこと以外、大きな病気にかかったことのない私は、元々、西洋医学への信頼はなかったので、最初から代替療法で治す決意をしました。

まず海水温熱療法でがんを克服した友人がいたので、彼のつてで9月の上旬からそのクリニックに通い始めたのです。そこでは海水温熱療法とビワの葉温熱療法を施してもらいました。

その時に、初めて自分の体温が35度という低熱であることがわかり、とにかく体を温めることに専念しました。そして半身浴を日課にするようになったのです。またがんは活性酸素が体内に大量発生していると発症しやすいということでしたので、水素吸入を受けました。また、海水温熱と並行して岩盤浴も行ない、マクロビオティックは以前から学んでいたので、玄米菜食を続けていました。

内海先生のことは、東日本大震災後にフェイスブックで知り、その考え方に共感しました。当時ニューヨークに仕事で滞在していたので、日本から少し距離があったせいでしょうか、先生の言葉が心に響いたのです。

内海先生の考えに感銘を受けたIさんという方が、福岡で内海先生の病気合宿を主催し、それをフェイスブックで告知していたので、すぐに申し込みました。２０１６年秋頃です。

東京とは全く環境が違うところで、自分に起きていることを客観的に見つめ直したいという思いと、そして波動療法や機器、メタトロンを使用した診断が受けられるということに、期待して参加したのです。

東京から離れたいという願望は、親の代から40年続いている家業の負担から逃れたいという思いがあったのかもしれません。複数の店舗を持った組織で、社員も私が抱えているだけで30人いました。

福岡合宿は1泊2日で参加費は10万円ぐらい。12〜13人ぐらいの少人数の参加者でした。１日目は、まず先生の東洋医学や栄養学など、基本的な考え方の講演があり、それからメタトロンで全身の状態を見ていただき、その結果から自分に合った食材、合わない食材を教えてもらいました。

そこからわかったことは、長年続けていた玄米菜食が自分には合っていない食事法だったということでした。少し驚きました。日本人だから小麦粉よりは米、しかも玄米が良い。肉などの動物性タンパク質よりも大豆などの植物性タンパク質を摂るほうが良い、など結構信仰に近い感覚で信じていたところがあったとわかったのです。

内海先生の勧めで、ジビエなどの肉（鹿や猪など）を摂取する、米は玄米ではなく胚芽米にする、油（亜麻仁オイルなど）を積極的に摂取することにしました。

自分の体質は動物性タンパク質などのエネルギーを外部から取り入れたほうが良いのに、これまでそれを避ける食事をしてきたので、結果として低体温になってしまったことがわかったのです。

さらに内海式根本療法で家族を中心に人間関係のことも探ってもらいました。2日目に先生の所見を元に、参加者全員でそれぞれの先生の所見について、意見を交わしました。先生が答えをいわなかったのは、参加者一人ひとりが考えなさい、ということだと思います。合宿で一緒だった方々から意見をもらうことで、自分をとりまく環境を、かなり客観視できたと思います。

合宿に参加する前に、代替療法のあるドクターから「病気はメッセージであり、今の状態がうまくいってないから、病気が発信しているのだ。そのメッセージを受け取れられれば､病気は消える」と教えてもらっていたので､合宿での内海先生の教えも、すんなりと受け入れることができたと思います。

合宿から帰ってからも、温熱療法を引き続き行なっています。そして、肉（主に野生の鹿肉）を積極的に摂取するようにしました。赤みの肉やジビエを摂ろうとした時に、できるだけ良質の肉を探したところ、Oという大阪にある日本一食の安全基準が高いところを見つけ通販で取り寄せています。発酵食品である納豆やみそ汁、漬物を摂り、酵素ドリンク・Mを飲むようになりました。キムチは添加物なしのNのものを食べています。

亜麻仁オイルを毎日スプーン一杯、ご飯も胚芽米にしました。それからココナッツオイルは環境ホルモンと似たような働きをするので、お勧めしないということを内海先生からうかがったのでココナッツオイルもやめました｡代わりに､牧草を食べて育った牛のバターを使用しています。

あとは、過剰なストレスの原因となっていた家業をその年の12月にやめて、独立してケータリングや惣菜事業のコンサルをやっています。

食事を変えてからの変化は劇的でした。基礎体温がみるみる上がって行きました。35度だった基礎体温が36・5度にまで上がりました。それに伴い、２０１７年1月の血液検査の結果も良くなり、免疫グロブリン以外の数値が全て正常値に戻りました。医者はその検査結果を見て、「不思議なことが起きていますね…。意味がわかりません。とりあえず血液検査だけ2ヶ月に1回続けましょう」という反応。

結果が良くなったのに、好意的な言葉は一切ありませんでした。回復した患者を前に喜ぶわけでもなく、全くもって、酷い話です。

内海先生に最初にお会いした時に自分の症状の話をしたら「多分、多発性骨髄腫ではないと思いますね。数値だけ見て条件が合うから、その病名をつけただけでしょう」というコメントをいただきました。「そんな馬鹿な！」と最初は思いましたが、今では確かにそんなものかと納得しています。

第九章

なぜがんを治そうとするのか？

どんな治療法も絶対ではない

私の具体的な方法論は文字にできる範囲で示してきましたが、これをやったから100%治るわけではありません。もし100%だったら私は神みたいなものです。残念ながら反応なく亡くなられる方がいます。その一方でほかの症例にあるように、効果が出ている方が大勢いるのも事実です。そこで考えてもらいたいのは、どの治療法をするのかよりもなぜするのかということなのです。

私の本を読んですぐに飛びつくのも問題ですから、ほかの考え方も調べて考えてからにしてもらいたいのです。そしてもし私の方法論を選ぶなら、なぜその方法を選ぶのかを考えてほしいのです。

私は治療というのは、本人が選択し、本人がこれをやりたいと思ったものだから、意味があると思っています。だから三大療法をやりたい人はやってもいいのです。私は正直おろかだなと思ってしまいますが、それも当人の選択なのですからしかたありません。

代替療法と呼ばれるものにもいろんな種類があります。まずはお高いものを選ばない、これは必要な思考です。1か月で何十万とか何百万とかする治療法は、まず信用してはいけません。当院は自費診療ですが、高い時でも1か月8万くらい、慣れれば4万円から2万円くらいです。しかも慣れてくると3カ月に1回とか通院しなくなる人も多い。実例に出ている人もたまに通院するとか、自分で実践できるようになった方々ですから。それこそが自分で治せるようになったということです。

どんな方法論をやってもがんである以上、死ぬ可能性があります。ここを偽ってはいけません。だからこそ自分で調べて、もっともやりたいと思う治療を選択する必要があるのです。これができるかできないか、ここにこそがん難民に陥るか陥らないかの分かれ目があります。周りでどれだけのがん患者が亡くなっていったか思い返してみてください。みな本当はやりたくなかった抗がん剤や、放射線治療をしていませんでしたか？

結果がきちんと出れば私も文句はいいませんが、医者は論文が研究がと嘘をついて、効かないものを効くとしているのです。まず現実を見なければいけません。

そうして代替療法も万人に100％の方法は存在しないと理解して、自分がもっとも納得できるとか、自分に合っていると思ったものを選ぶ、これなくしてがんが治るチャンスはないかもしれません。

これは信じる信じないとかそういう問題ではなく、現実として私が知っているだけでも、回復を果たした人が数千人レベルで存在しているからです。その人たちが回復した一番の理由は、自分の納得した方法論を選択しているということだと私は思っています。

代替療法が成功するケース

代替療法でも何でもそうですが、大事なことは効果がなさそうならやめたほうが良いということです。目安として3か月やってあまり体調が変わらなさそうなら、効果は出ていないと思って良いです。これは私の治療を受ける場合であってもそうです。がんは急には消えないかもしれませんが、体調ならある程度一般の方でも感じられます。この場合の「不調」の目安は、体調、症状、顔色、覇気、精神状態の5つです。

代替療法も治療のひとつであり、やるかやらないかの決定権は自分にあることを認識しましょう。医者に勧められたからセラピストに勧められたからということだけなら、病院への依存と変わりありません。それで効果がなければ医者にせいにしたところで、がんは治らないのです。医者のせいにしてしまうと、そこから依存が生じてしまい、ますます自分が苦しくなるのです。

もちろん私は末期がんの人も診察しています。しかし死ぬかもしれないということは隠しません。うまくいかないかもしれないし、西洋医学のような統計は使いません。ようするにこの方法だと何パーセントくらいが良くなるみたいな話です。そのパーセントは患者にとっては何の意味もなく、量子医学ではそのような考え方をしないのです。その人の周波数が完全に反転すれば、その人は１００％治ります。反転しないで固執に陥れば、結局何をしても周波数の影響でその人は良くなりません。

だからこそ代替療法が成功する秘訣とは、選択と決断および、発想の完全なる転換だと繰り返し述べているわけです。

私は手術のほとんどと抗がん剤や放射線治療を否定していますが、自分で調べた上で、「この治療を選ぶ」と決めて臨む患者には、それで良いと思っています。意志をもって治療を選択するのなら、私が否定する治療で治ることもあるでしょう。代替療法も同じです。「もし自分が死んだとしても、この治療法で良かったと思う！」と肝を据えて、自信を持って選択した治療に臨んだ人が、克服できる可能性が大いにあると思うのです。

セカンドオピニオンについての考え方

もしセカンドオピニオンを取る場合、同じ考え方を持つ人を選ばないことです。例えば現代西洋医学の主治医の場合、反対のスタンスを持っている医者をセカンドオピニオンとして、意見を聞いたほうが良いのです。それが少ないからこんな本が出てしまうのですが。

では私のところではどんなセカンドオピニオンをしているかといえば、この本に書いている序章と一章の話しかしません。この本を読んでからセカンドオピニオンを受けに来るのは、ほとんど無駄だといえるかもしれません。逆にこの本を読んでなく何も私のことを知らなくて、それで連れてこられても逆ギレして患者は終わるだけでしょう。自分が信じきっているものを否定されるわけですから。もし私のセカンドオピニオンを受けるのなら、よく検討してからにしてください。

たまに家族がわざと連れてきて、私に説教されたりバカにされることを期待する場合があります。あまり良いやり方ではありませんが、ショック療法としては有効でしょう。しかし所詮ショック療法で、それ以上でもそれ以下でもありません。セカンドオピニオンを受ける目的だって治るということにあるのですから、セカンドオピニオンを真に有効に活用するために、家族も知恵を使ってほしいものです。

がん患者と家族

がんを克服した人に見られる顕著な特徴は、家族も勉強をして、情報を共有していることです。家族の一人ががんを患ったら、家族間で勉強をしながら、コミュニケーションを取りながら、互いを理解し、治療の方法を一緒に考えていくのが家族の役割だと思います。

もちろん完全な方法ではないかもしれませんが、一緒に考えて、実践していくことが重要なのです。

またある男性患者は抗がん剤をやりたいといい、妻が反対し、子どもはどちらでもないという。このケースの場合は、すでに家族が崩壊しているといって過言ではありません。本人は「自分はよく考えている」といい、妻は「あなたのためを思って」といいます。このの場合、長いものに巻かれたいという感情が、病院依存者や三大療法の希望者には潜んでいます。このように患者のほうが常識に縛られている場合もままあります。本来は、患者が選択したら家族がそれを補助しなければいけないのですが、家族がお互いに理解できないひとつのケースです。

私は家族間での治療方針が一致しない患者を診ることをお断りしています。

終活と人生観の見直し

がんを宣告された患者は、イメージとしての死を描くことでしょう。でも死を想定して、準備する人は少ないように見えます。家族や友達に連れられて講演に参加したがん患者の方には、「そういわれても」という反応しかない人が圧倒的に多いのです。

死を想定して準備するというのは、とてもつらいことです。できれば死にはしないと思い込んで、助かる道を模索していったほうが良いという気持ちにもなるでしょう。しかし生きているということは、自分一人で生きているわけではないのです。家族のために、葬儀はもちろん、不動産を始めとした財産分与、必要なら遺言を用意することも必要でしょう。死後に家族間で決してトラブルにならないように留意することも、終活の大切なポイントなのです。

遺言状を書きながら、自分のこれまでの人生を振り返ることもできます。また治りたいという執着心が強すぎる人は特に、人生を振り返ることが大事です。ひょっとしたら、強すぎる執着心によって、治療にも影響が出ているのかもしれません。「あー、死ぬんだー」と素直に思えた人が治っていく、これは私の周りでもよく見られることです。

また緩和ケアも決めておいたほうが良いでしょう。この場合、大切なのは、死という前提で考えることです。それにはまず本人が勉強することです。末期がんの場合は、その患者にほぼ治りますといえばそれは嘘になります。残念ながら土壇場で自分の考え方をひっくり返せる人は多くないのが実情です。

延命のためのホスピスをやる、やらない、在宅ケアにするのかどうかということも、家族のためにも決めておいたほうが良いのです。いざとなった時に、本人も家族も納得するように、このような準備も必要でしょう。これも結果的にがんが消えて全て不要になることが目的ですが、ちゃんと考えて備えていることで、逆説的に安心感も増すのです。

厳しいことを述べてしまいましたが、怖くても、死をしっかりと受け止めることによって肝が据わります。そして終活だけでなく生き抜くための治療も、自分にとって本当にべストだと思える方法を選ぶ気持ちになるのではと思うのです。

生きる目的があるかどうかが重要

がんはあらゆる病気の中でもっとも死を連想させる病気です。心筋梗塞や脳卒中も怖いですが、突然来ることが多いのに対し、がんはじわじわとそれを感じさせます。だからこそ多くの方は焦ってしまうのです。これらがなぜできたのかを考えること、その重要性は書いてきましたのでこれ以上述べません。しかし最終的に治りたいのであれば、あなたは何のために生きてきて、何を装ってきて、それを打破するために、あなたに生きる目的があるか、心の底から問うことが治るために必要だと私は考えています。

ここでいう生きる目的とは、患者や一般人、家族や日本人が思うような生きる目的ではありません。たとえば多くの人は、裕福になりたい、社長になりたい、幸せになりたい、健康でいたい、家族仲良くなりたい、名誉が欲しい、権力が欲しいとおっしゃることが多いです。残念ながら私にいわせるとこれらは目的ではありません。しかしそれ以前に、これら目的ではない欲求が多い人が増えています。それでは生きているとさえいえません。

私は患者によくこの問いかけをします。

「あなたが死ぬまでに決して達成できない、大きな目的は何ですか？」

残念ながらこれに答えることができた患者を、私は今まで一人も知りません。もちろん、それはがん以外の病気であっても知りません。しかし患者ではない人に問うた時、答えることができた人を知っています。彼らは私が見る限り全員病気ではなさそうです。いや、もし彼らが病気になっても、彼らはがんをそれほど重視するとは思えません。だからこそ彼らはがんにならないのではないでしょうか？

社長になるのも権力を得るのも手段に過ぎません。健康でいるのも裕福でいるのも手段に過ぎないのです。手段は目的ではありません。しかし目先のことにとらわれているから、我々は病気を増やしているのではないでしょうか。それなら無為自然で生きている先住民たちを見習ったほうがましです。そこには社長も権力も健康も裕福もちっぽけなものでしかないのです。

私の問いに対して正解などはありません。人それぞれ歩んできた道から考えれば良いことです。しかし、せめて死ぬまでに達成できないくらいの大きな目的なのですから、「地球を救う」とか「万物不変の悟りを開く」くらいは立ててほしいものです。私はこれでも小さいと思っています。地球を救えない人が日本を救うことはできないし、日本が救えない人が自分を救うことも家族を救うこともできません。だから今ある状況は量子力学的にも必然なんだ、と私は考えてしまうのです。

死ぬということは生きるということであり、生きるということはいつか死ぬということです。がんが最終的にあなたの生に対し何を問いかけているか、それをこそ考えてみてください。あなたの周囲にがん患者の方がいれば、その人の生を見て自分はどう生きるのか、もう一度考えてみてください。西洋医学でがんはほとんど治りませんが、代替療法でがんを治そうとしても所詮は同じです。がんを超越して見ることができるようになった時、がんに対しても人生に対してもチャンスが広がると思います。

これにて内海聡の「医者に頼らなくてもがんは消える」を終了したいと思います。

患者レポート❺

末期がんの乳がんを内海先生の根本治療で克服したらまさかの妊娠

N・Sさん（42歳・三重県）

２０１２年6月末、生理前に胸にチクチクと痛みを感じ、近所の小さなクリニックを受診しました。これまで特に生理前症候群の症状はなかったので、おかしいなという直感が働きました。

エコー、直診の結果、両胸にしこりが見つかり、しかも左胸のしこりは悪性の可能性があるため、至急大きな病院で精密検査をするようといわれました。

翌日、奈良のT病院を受診したところ、前日のクリニックと同じことをいわれ、早速精密検査へ。その結果、左側のしこりは悪性腫瘍、つまり乳がんであること、手術が必要であることを宣言されました。T病院では、温存ではあるが、広範囲で切除することになる旨説明されました。温存よりも細かくがん細胞だけを取り除いてくれる内視鏡手術を選択し、滋賀県のK乳腺クリニックに転院しました。そこで再度検査し、両胸を手術すると、ステージ2といわれました。その際に、右側のしこりは良性に関わらず「予防のため」と説明され切除。さらに左側の乳房のリンパ節に転移が見つかったため、ステージが上がり、当初手術だけの治療に追加し、抗がん剤4クール、ホルモン治療5年、放射線治療のフルコースが必須であるといわれました。

その当時私が受けた治療は「手術」と「飲むタイプの抗がん剤服用」と、退院後に、1クールの1回分に満たない量の「抗がん剤治療」でしたが、途中で全て放棄しました。その後、現在に至るまで、全て放棄しています。放棄のきっかけは、さかのぼること、がんが発覚した日から手術までの約2週間の間、インターネットでいろいろ調べていくうちに、世の中の仕組み（食や歴史に至るまで）や、医療を含めた裏側に気がついたからです。

がんが見つかった時点から手術も含めて全ての治療を病院で行うつもりはなかったのですが、最終的には周りを説得する力がなく、また、同じ考えの人が周りにいなかったため、頭がおかしいという扱いをされ、自分自身も自分がおかしいのか？と揺らいでしまい、結局手術を受けてしまいました。そして抗がん剤を開始して間もなく、どんどん鬱っぽくなり、抗がん剤をやめたいと病院に訴えましたが、とりあえず休憩しながら検討しようといわれ、2〜3ヶ月の間抗がん剤治療を休みました。

その間、すぐにまたしこりができていたことに気づいたので、病院に行くと、「ただちに治療を再開し、念のため、手術を再度行ったほうがよい、このままの状態で治療を放棄すれば、3年以内には取り返しのつかない状態になることは確実です」といわれました。でもこのまま病院の意向に染まってしまえば、自分は確実に死ぬと思うようになりました。

がんは、自分を見つめ直し、原因を知ることが大切で、根本を改善しない限り、対処的な治療をするだけでは治らない、自分で治すしか方法がないと改めて確信しました。その後に、世の中に対するあらゆる疑問や、医療や病気について調べていくうちに、インターネットで内海先生にたどり着いたのです。

そして２０１５年６月19日に内海先生のクリニックを受診しました。がんを患ってから東洋医学的な考え方や体の仕組みなどに興味を持ち、先生の書籍、フェイスブックやブログを読んでいくうちにますます興味が募り、それを追求していく中でメタトロン、量子医学を体験したいと思うようになりました。自己管理をしていく上で、自分の体がどの様な状態なのか知りたかったのです。すでにがんになった私ですが、今後ほかの病気にならず、ピンピンコロリで死んでいくためには、どう生活を見直すのかが大事だと思ったので、内海先生の治療を「代替治療」という意識で受けている感覚があまりなかったです。

それから引き続き、７月15日、９月16日、11月13日と受診した内海先生のクリニックでは、解毒方法や低温サウナ、良い油を摂る指導などを受けました。また、なぜ自分ががんになったのかという理由を考えることや、身体のこと、食のこと、感情が身体に与える影響、そしてなぜ「左側に乳がんができたのか？」ということも内海式に基づいて、自分でも考え、自分を見つめ直すことを学びました。解毒作業、食事の見直し、飲む水、使う水の見直しをして浄水器を設置するなどの指導も受けました。

なるべく自然農で作られた野菜の摂取、栄養価の高いジビエ肉を勧められ、還元作用の高い水素水の摂取も実施しました。乳がんを量子医学的な観点から原因を考えた場合、「左乳房に乳がんができた」ということは、「女性性の否定」や、「自分に関係する女性の影響」が考えられました。私の場合は、嫁ぎ先における環境が、自分にとっては心身のバランスを崩しがんになってもおかしくないなと思えるほどだったので、それが該当していると思いました。

治療放棄直後の数ヶ月間、ビワ温灸、手足温浴、玄米菜食なども試しながら、自分なりに試行錯誤し、色々な方法を紆余曲折しながら、試したこともありました。現在は、内海先生の療法を積極的に取り入れています。良質のジビエ肉をインターネットで取り寄せ、砂糖をやめるなど、内海先生の指導を徹底的にやりました。

そうしているうちに、2015年12月に妊娠3ヶ月とわかりました。私も10歳上の夫も、子どもについては授かりものと割り切っていて、妊活もしていませんでした。生理が来なくなり、体調もおかしいし（今思えばつわりでした）、ひょっとしてがんが再発、全身転移して死ぬのかな？と真剣に思っていたので、大変驚きました。

内海先生の指導を受け始めてから半年もたっていない時期でした。振り返ってみると、11月に受診した時に子宮に違和感があることを伝えていたこと、その際にメタトロンでも子宮周りの周波数に乱れが出ていたことを思い出しました。


12月26日再び内海先生を受診すると、先生も私の妊娠を大変驚いてました。末期がんの患者の私が産科に行くと高齢出産であることにプラスしてがんの治療を放棄していることもあり、受け入れてくれる病院がなく、途方に暮れ、最終的には自分1人で産むしかない状況でした。ところが先生は必死に、まるで自分のことのように産科を探してくれたのです。今でもあの時の先生の姿を忘れることができません。本当にありがたいです。自然に妊娠できたのも、先生の療法のおかげだと思います。体内を解毒し綺麗にし、さらに体に栄養を与えることができたからだと思います。

おかげさまで、２０１６年7月、内海先生から紹介された助産院で、無事に息子を出産することができました。

息子が大きくなるまではできるだけ長生きをしたいと思っております。現在、検診もしていないし、病院にも通っていません。自分の触診によれば、以前に大きくなったままのしこりもあれば、小さくなり消えていったしこりもあります。ほか臓器に転移している可能性もあれば、末期の可能性も十二分に考えられます。でも一方で、すでにがんではなくなってる可能性もあると思います。

今はがんになる前よりも身体の状態はずっと良好です。自分の感覚（自己管理、生活習慣など）だけで推測すると体調は良い状態であることが多いと思っています。もちろん、たまに優れない日もありますが、特にがんを患っているからという感じはあまりありません。元気に生活しています。育児が落ち着いたら、再度内海先生に受診をお願いしたいと思っております。

巻末手記

Tokyo DD Clinicで働く人のがん克服レポート

森由美さん（51歳）［乳がんを克服］

今振り返れば、私の20代の時の食事はひどいものでした。特に会社を退職し、洋菓子屋でアルバイトをしてからがひどかったです。ごはんを減らして、パンやケーキや和菓子三昧でした。後の乳がんの原因のひとつかもしれません。25歳で結婚、26歳から薬剤師として薬局に勤務しました。

1995年5月、29歳の時に、自分の触診で右胸に小さいシコリを見つけました。近所の産婦人科を受診したところ、乳腺炎ではないかといわれ、大病院への受診を勧められたのです。

7月武蔵野日赤を受診して、マンモグラフィー、超音波検査、さらに8月11日細胞診と、複数の検診を受けたところ、悪性がんがわかり、8月16日に乳房温存の手術を受けて、右乳がん1／4切除とリンパ郭清したのです。リンパ節に転移はなかったのですけどね。

抗がん剤の点滴を1度やった記憶があります。9月3日退院。手術痕の治りはあまり良くなかったように思います。

入院中のリハビリ中に1度傷が開いたので、すぐにホチキスでとめました。原因はおそらく糖質過多だったためでしょう。退院後は外来で放射線治療と内服薬のフルツロン、タモキシフェン、SM散でした。

退院指導は2年服薬、5年経過観察、骨シンチグラフィーを2～3回。でも半年で薬はやめました。数年は右腕のむくみが気になりましたが、10年もたつと忘れていることのほうが多くなりましたね。乳房再建も考えましたが、全摘出でなかったこともあって、以後何もしていません。

その後右腕のむくみが気になったので、リンパマッサージ、鍼灸、医院での整体などをほどこし、また運動不足解消のために水泳を始めました。この頃から、突然の不安、吐き気、動悸、ガス溜り、集中力欠如などが気になり始めたのです。

2001年（35歳）妊娠準備のための検査で、右卵巣皮様嚢腫（成熟膿疱性奇形腫）とわかり、武蔵野日赤で内視鏡オペを受けました。

2003年1月、36歳の時に出産（双生児　第一子死産）。勤務中や、電車などの公共交通機関内で、血糖値が下がることが原因で起こる体調不良が悪化していました

（当時は原因がはっきりわかりませんでした）。そのため次のような西洋医学とそれ以外の療法を試みました。

２００５年２月38歳の時に、消化器内科でＩＢＳ（過敏性腸症候群）の診断を受け、デパス、トランコロン、ビオフェルミンを処方されましたが、改善しなかったため、自己判断で中止しました。

同年６月に漢方クリニック受診。安中散、加味逍遙散、麻杏よく甘湯、半夏厚朴湯など処方されましたが、改善はなし。

２００６年６月、代替療法クリニックで抗酸化力不足と診断され、リラックス法を見つけなさいと指導がありました。

２００７年９月、臨床心理士の心理カウンセリングを受けたところ、母との関係から来るものかもしれないといわれましたが、不調改善の助けにはなりませんでした。自分なりにハーブ、アロマ、サプリメントなどの勉強は継続してリフレクソロジーの資格を取得、若草漢方薬局の漢方薬の勉強会に参加した時に後述する小池先生に出会いました。

30代はマクロビブームの影響で、玄米菜食が多かった時期もあり、昼食に、腹持ちが良いようにと、ビッグサイズの玄米おにぎりを食べることもありましたが、夕方には低血糖症状が顕著でした。肉や油脂を摂らなくても、ぽっちゃり体系でしたね。

２００８年５月、42歳の時に、小池統合医療クリニック院長小池弘人先生に江部康二先生の糖質制限理論を教えていただき糖質制限食をスタート。

その後、３食スーパー糖質制限食で５キロ減量するとともに、不快な不定愁訴はほとんど改善され、体力も充実して活動しやすくなりました。糖質制限食を実践してからは、江部康二先生のブログや著書を元に食事をしていましたが、思い返すと、動物性食品は控えめで、大豆製品（がんもどきや厚揚げ）で満腹感を得ていました。

糖質オフの代替食品もかなり利用しましたが、パンやお菓子への欲求がなくなるまでにはなかなか至りませんでした。

２０１１年オーソモレキュラー（栄養素のアンバランスの是正）を学び、興味からＭＥＣ食も実践してみました。ＭＥＣ食とは、沖縄県那覇市にある「こくらクリニック」の渡辺信幸医師が、沖縄の長寿老人の食生活から得た食事療法です。

オーソモレキュラーや、内海先生に出会ってからは、生化学や栄養学を深く学び、食材の選び方・購入方法、油脂の使い方、献立、食の好みなども変化しました。

MEC食やケトジェニックダイエットなども試し、血液検査値と体調変化の観察をしながら、自分に合った食事法を探しています。

乳がん発症から22年。術後1度受診した近藤誠先生にいわせれば、「がんもどき」だったのかもしれません。

しばらくの間はがん再発の夢をよく見ましたが、子育てにも追われたせいか、現在は忘れていることのほうが多いです。多少のむくみや傷跡のかゆみを感じることもありますが、生活に支障はなく、低血糖症も、ふだん糖質制限をしているため、多少の糖質を時々食べることはあっても問題ありません。ただし、若い頃の食習慣のつけ（消化能力など）は残っていると感じています。

これまでのことをまとめてみると、29歳の乳がんをきっかけに、西洋医学だけに頼ることに疑問を持ち、代替療法を学び始めました。サプリメント、東洋医学、メディカルハーブ、アロマテラピー、リフレクソロジーなど。今となっては、どれも手法のひとつにすぎないことがわかりましたし、時間もかかりましたが無駄なことはなかったと思います。

代替療法を学ぶ過程で、自分の体調不良が低血糖症から来るものだとわかり、江部先生の糖質制限食を実践しました。そこから、分子整合栄養学を知り、関係する講座のオープンセミナーで講師をされていた内海先生に出会いました。「精神科は今日もやりたい放題」を出版されたばかりの頃で、本を読んで、それまでは半信半疑程度であった医学に対する考えがひっくり返されました。

２０１２年頃、ＣＣＨＲの薬物の害を訴える活動が池袋であることを知り、ビラ配りの手伝い参加をした時に、まだ3歳くらいだったお嬢さんを連れていらした内海先生にご挨拶をさせていただく機会がありました。その後、薬剤師であるからこそ、安易に薬に頼らず、病気や不調を治したり、未病の段階で病気を食い止めるような仕事ができないかと考えるようになりました。タイミングが良いというのはこのことでしょう。

２０１４年、内海先生のTokyo DD Clinicが開院される際に、オープンスタッフとして採用していただきました。

開院当初は、向精神薬断薬希望の患者さんがほとんどでしたので、意図せずに暴れてしまったり、解毒プログラム中に（低温サウナ）突然体調変化が起きてしまったりするケースが多く、医療従事者として患者さん対応については勉強させられることばかりでした。

現在は診療体制が変わり、がん、難病、生活習慣病、アレルギー、放射能関係、と様々な疾患の患者さんの栄養指導と勉強会の講師が主な業務になっています。

横田尚子さん（54歳）［甲状腺がんを克服］

2010年8月前に、区の健康診断で肺に病気が治った跡があると指摘されました。これまで肺炎などの病気にかかったことはなかったのですが、もし気になるなら、大きい病院でCT検査を受けるようにといわれました。特に気にしていませんでしたが、たまたま知り合いが東京医科大学病院を紹介してくれたので、CTを受けたところ、甲状腺乳頭がんと診断されました。寝耳に水とはこのことです。全く予期してない出来事でした。

甲状腺がんは進行がゆっくりだから焦らなくても良いとなぐさめられましたが、翌月手術という運びになりました。早期発見で良かったというのが当時の私の正直な気持ちです。

左に1.6センチ右に数ミリのしこりで、左は悪性、右は良性。甲状腺を全摘するかという医者の質問に、鍼灸師である私は、全摘するとなると副甲状腺も取ることになるから、それは避けたいと思いました。なるべくなら取らない方向でお願いしましたが、左は取らなくてはならないといわれ、結局その年の9月に左葉の甲状腺を切除。ラッキーだったのは、その1.6センチの腫瘍のほかに数ミリの悪性のがんも見つかって取り除くことができたことです。

その後少なくとも10年は、チラージンを取ってくださいといわれました。チラージンとは、甲状腺低下症に使用する薬です。片方の甲状腺を切除したためにそれを補うという、いわゆる対症療法です。

それから3か月に1回定期的に採血、エコーでチェック。確か1年後には、特に変化がないため半年に1度となりました。

ちょうど手術より半年過ぎた時に東日本大震災が起こりました。その時先生が、「いわきにチラージンの90%のシェアを持っている工場があり、生産が地震のせいでストップしてしまったため薬が追いつかないかもしれない」と仰いました。つまり不足する可能性があるとのことです。そのせいかいつもは、2か月分ぐらい処方されるのに、1か月しか処方されなくなりました。約1年間は、薬を飲んでいました。でも特に採血で問題もなかったので先生に「薬は飲まなくても良いですか」と尋ねたら、「飲まなくて良いかも」という答えだったので、それから一切チラージンは飲んでいません。

私の場合は、放射線や抗がん剤が必要の類のがんではないため、手術して終了というイメージです。


私が試みた代替療法ですが、手術の前に、4~5回ビタミンC療法を取り入れました。が、効果はよくわかりませんでした。アミグダリンが、がんに効果的ということでビワ茶を飲んでいました。漢方も手術に備えて体作りということで処方してもらっていました。

鍼灸師でしたので、同僚に治療してもらいましたが、それよりも何よりも私の場合は、食事が重要だということを、Tokyo DD Clinicに勤務してから気がつきました。きっかけは先生の「医者いらずの食」(キラジェンヌ刊)を読んでからです。スタッフになってから内海先生に「糖質ジャンキー」といわれたのを今でも覚えています。採血をしてもらうと血液ドロドロともいわれました。かなりショックでしたね。

　元々辛い物系のおかしや炭水化物、特にラーメンや中華料理が大好きでした。でも先生の「糖質ジャンキー」の一言で糖質制限の食事法をやろうと一大決心をしました。このままだとまたがんにもなりかねないという危機感もありましたしね。

　まずは3ヶ月間、断糖に肉食を決行しました。大好きなお酒は、やめられなかったのですが、結果は、血液サラサラ、体重7キロ減。全く甘いものや炭水化物が欲しくなくなりました。まさに「医者いらずの食」ありきです。

　それから病気らしい病気をしたことがないですが、今だに花粉症です。でも前に比べたら花粉症の期間が少なくなりました。またアレルギー鼻炎で1年中突然鼻水が出てきたりしていましたが、それも解消しました。

　古い油物の惣菜などを食べると必ず下痢と嘔吐がひどくてトイレから出られないくらい具合が悪くなり、何年も外食で油を使っているものを食べる時はビクビクしていました。糖質を制限するようになってから腸内環境が良くなったのか、ビクビクすることもなくなり今では油物も食べられるようになりました。

その後、分子整合栄養学を勉強してビタミン、ミネラルが体にとって重要だと身をもってわかったのです。

内海先生との出会いは、全くのところ偶然です。Tokyo DD Clinicのスタッフとして働く1ヶ月ぐらい前に、知り合いの鍼灸師がフェイスブックでシェアをしていたことから、こんな先生がいるんだと衝撃を受けました。

たまたま鍼灸治療院と自宅の開業の二足のわらじから、自宅で鍼灸を開業したばかりで、患者様の数が減少したため、将来のことを思案していた矢先に、Tokyo DD Clinicのクリニックの受付の求人を見つけて応募しました。念願かなって採用されたのです。

現在は、1年に1回のエコーと血液検査を東京医大で行っています。経過観察程度ですね。またクリニックで定期的に採血をして現状維持を保っていますが、いたって元気です。

立野貴子さん（45歳）［卵巣がんを克服］

26歳の時に、知人の紹介で横浜市のK病院のK医師（無輸血手術の名医）に診察してもらいました。妊娠がわかったものの、その後、切迫流産で入院。この入院時に、同じ病室にいた婦人科の末期がんの患者の抗がん剤治療と放射線治療をずっと見続けていました。たまたま同じ病室に、がん患者が、入れ代わり立ち代わり、入院していたからです。

「抗がん剤治療はないかもしれない」という期待を持つ患者さんの全てが、抗がん剤治療を余儀なくされていました。脱毛を避けるための専用の帽子のようなものをかぶっていて、下痢嘔吐にのたうち回る様を、私は見てしまったのです。まさか自分もその後がんになるとは、その時は思いもしませんでした。

27歳の時に再び妊娠。横浜市のSクリニックで診察をしていたところ、K病院からその後も検診に来るようにいわれたので、Sクリニックの副院長と相談して、せっかくだからK病院の検診を受けることになったのです。ところが、K病院の検査医師が、バタバタと慌てたように走ってきて「がんだよ、がんだ」というのです。そしてK医師を呼びに走り去っていったのです。怖いというより、あ然としました。医者が騒げば騒ぐほど、患者というものは冷静でいられるのかもしれません。

その後、K医師によるがん検診がなされると、「卵巣がんだね、右側」といわれました。「あの時、切っとけば助かったと訴えられても困るから！　今、手術しないと、あなた4ヶ月後には死んじゃうよ、手術しないと、4ヶ月しか生きられないよ。今、決めて。どうする！」とK医師が早口でいいます。

この時も自分の病状に驚くよりも、医者の対応と態度にびっくりして、ちょっと笑いながら「とりあえず、家に帰ります。返答は今、できません」と帰宅しました。

その後、Sクリニックに、K病院で卵巣がんが見つかったことを伝え、そこでまた診察をしてもらい、副院長が大学病院から医師を呼んでくれて再検査をする、別の大きな病院でもまた検査をするなど、多数の病院の多くの医師に診察してもらいました。

S病院の部長医師2名が検査をしても、やはり結果は同じ。卵巣がんでした。その卵巣がんは4～5センチほどあり、雲の様にボコボコしたカタチをしていました。「このままいけば、妊娠8ヶ月の頃には赤ちゃんにがんが押されて外に飛び出す。そうなると命はないと思ってください」と、説明されたのです。

その後S病院の主治医と、今後のことを何度も話し合いました。主治医の先生はとても私の意見を聞いてくれる医師でしたので、私は主治医に、「26歳の時にK病院に入院中、婦人科のがん治療で抗がん剤治療と放射線治療の患者の状況を同じ病室で24時間、ずっと見ていましたから、自分は同じことをしても、全く結果が得られないとわかっています」と伝えました。そして手術もしない、抗がん剤治療も放射線治療もしない、という選択を述べたのです。

すると主治医は「じゃあ、このまま何もしないで、お腹の子と黙って死を待つんですか」と聞くのです。病院からの帰宅途中に、子どもと黙って死を待つことはできないと考えているうちに、ある自然食のお店が目につきました。そしてその店に何となく入って、店員にこう聞いたのです。

「私は妊娠4ヶ月なのですが、卵巣がんで4ヶ月後は死を覚悟する様な状況であると医師にいわれているのですが、何か、勉強できる本や身体に良い食べ物はありますか」。

するると、その店員から1週間後に食べ物で病を改善する方が来店するので、相談してみたらと勧められました。結果的にその方の指導によって、卵巣がんを完治することができたのです。

その方は、私を一目見るなり、食事の傾向をいい当ててくれました。しかもおやつ代わりに、小さな四角形のチーズをよく口にしていること、ピリ辛い明太子を好み、白米、肉、魚、生野菜が好きであることも。そして次のように指導してくれたのです。

- 卵巣がんになる原因の食べ物をやめる
- 古代米と限定された戦前の在来種玄米をまぜて100回かんでゆっくり食べる。唾液をたくさん出す
- 動物性のものを一切やめる
- 食事は在来種玄米と古代米、みそ汁、豆・海藻、旬の野菜の煮物のみにする
- おかずの量が主食を上回らない比率の食事にする。腹八分目
- 砂糖類を断つ

●粉物を摂らない
●身体を冷やす食物を一切やめる
●汁物は食事の一番最後。番茶は最後に
●朝・昼・夕の1日3食をやめて、お腹が空いたら食べる
●夜8時以降は固形物を摂らない
●とにかく歩く。よい血液を全身にめぐらせる

それからS病院の主治医に食べ物でがんを治すことをしてみたいと伝えると、「状況が状況なので、あなたがそうしたいのであれば、私は経過検査のみするよ」と、全面的に協力してもらうことになりました。が、状況が著しく悪化した場合などの責任は取れない、そして悪化した時は医師の指示に従ってほしいという話し合いが終ってから、食養を始めたのです。

その食養学とは、精神と肉体は別々に存在するのではなく、一体であること。そして私の卵巣がんの状況がなぜ身体で起こっているのかなど、全ての原因をまず知った

ことから、学びにつながっていきました。部分で考えるのではなく、全体性で考えるという教えは、全くその通りでした。考え方や、どのような食べ物を欲してきたかなど、これまで医師にも誰にも話していなかった身体の症状を全ていい当てられました。考え方、身体にいれる食材、運動、眠りの知識、全ての狂いを元に戻すことにしたのです。自分は自然環境の一部なのだとしっかり認識する。覚悟を決めたことも非常に重要でした。友人に話すも、返す言葉もなかったのでしょう。誰もいなくなり、その頃は孤独でしたね。両親にも食で治すという方法を伝えませんでした。孤独を癒してくれた唯一の存在は、旦那さんと飼っていた犬です。つねに私に寄り添い、じっと私を見守ってくれました。

妊娠8ヶ月、卵巣がんが見つかってから4ヶ月後に、エコーの検査の結果、卵巣がんを確認できないといわれました。子どもが子宮の中で大きくなっているため、隠れて見えないかもしれないと診断され、さらにマーカー検査をしたのですが、こちらもがんの反応がないといえるほど、血液検査の結果が驚くほど良かったのです。

がんの問題が消えたかもしれないので、主治医と相談して、自然分娩で産むことにしました。医師には「羊水がとてもきれいだった！」と驚かれました。無事に3650gの元気な男の子を出産しました。

卵巣がんを克服した経緯を振り返ってみると、考え方をしっかり身に着け、それを実行したからだといえます。なぜ、妊娠4ヶ月時に卵巣がんになったのかを考えると、10代の頃、歯科矯正で歯を4本抜歯していることも大きな要因となっていると思っています。

人間は自然環境の一部ですから、自然環境に自分の身体を戻そうとしました。「自然環境が1極では存在できず2極で存在が可能となる」という考えを元に食、動、眠の基本を学び、身体の動かす燃料を、再度自覚したのです。

私の場合は単純に食事で改善するという方法ではなかったと思います。

がんという命がけの病気を自ら生み出したと思い、そして私の心身は命をかけて変化を果たそうとします。何が間違っていたのかという潜在の意識に気づいたときに、人は超人的な能力を発揮します。意識して自己の細胞内の調和を崩しがん化させるのは、ある意味普通の能力ではできないことですから、そのことに気づくか気づかぬかがわかれ道になるでしょう。私は心身の奥底からのシグナルに気づきました。そのシグナルに気づかないで、切る、焼く、叩くに依存しようとしなかったことが、変化の道筋からそれなかったのだろうと思うのです。

今は病を意識していません。自分の身体状況は自分で読み解けるからです。卵巣がんを克服した経験により、多くのがん患者にたずさわり、そのほか様々な病の方にもたずさわっています。その経験を生かしながら、食養学研究者として、講演や勉強会を行いながら、現在は内海院長のもとを訪れる患者さんにアドバイスをしています。

私は多くの西洋医学の医師と接してきましたが、一人として本物の医師に出会ったことはありませんでした。私の思う本物の医師とは自分で考え、様々な可能性を学びつくし、その全ての可能性にかける勇気を持ち合わせている医師です。私はアナログな人間なので、パソコンやスマホが好きではなく、フェイスブックにも全く興味がありませんでした。

振り返ってみると、私の生きる過程で常に自分から探すというよりは、必ずあとに何かを経験する前に様々な事柄、書物など必要なものが自分の元に用意されます。内海院長との出逢いも私的には言葉で説明できるような感じではありませんので、表現することが難しいですね。

おわりに

この本は初めての方でも読める、西洋医学以外のがんがテーマの本として書きましたが、方法論や科学論よりも、考え方を重視して書いたつもりです。考え方が重視されるとどうしても宗教っぽい感じが出てしまいますが、しょうがないかもしれません。しかし医者として現場を見ていると、とても科学では説明できないことがしょっちゅう起こるのです。

振り返ると様々な体験がありました。

20代でがんが見つかり糖質の中毒に気づき、糖質制限によって様々な症状が消えがんの再発を防いでいた人がいました。

がんではありませんが、クローン病で何十回も入院して、ゲルソンの解毒と肉食中心の糖質制限食事療法によって、障害者手帳を返還までした人がいました。

肉や魚が大好きなキャリアウーマンが妊娠中の卵巣がんになり、これらを捨てた植物食と食養学で無事出産、三大療法を全くせず卵巣がんも消えました。

腎臓がんの末期で余命2ヶ月だった人が、断食とサンイート（太陽を浴びること）と感謝によって、末期がんを克服し、81歳の今でも背骨さえ曲がっていません。

様々な症例を聞いてきましたが、肉食を導入してがんが治ったり、草食を導入してがんが治ったり治癒に同じパターンはありません。

これらは栄養学的にいうと対立した事項になっていて、医者や栄養学者ごときが説明できるわけもありません。食事療法となるとやれ肉が良い魚が良い、糖質をカットすればがんは増えない、玄米の抗がん成分はスバラシイ、玄米菜食をすればがんが治るなど、どうでも良い嘘っぱちが横行しています。しかし、この現実をそれぞれ体験した人には通用しません。

それぞれの人に発想の転換がもたらされていますが、精神だけで治ったというわけでもありません。それこそ心身一如です。私のクリニックにはいろいろなドクター、およびセラピストや栄養学者をショッピングした後、来る人が多いのです。私のクリニックから逃げてる人もいるんでしょうが。そんな方々と接するためには、私はそれぞれの理論を理解しながら、さらに対応する技術が求められているのです。

とりあえずドクターショッピングしている人は、それら指導者の指導内容を受けても良くなっていません。その指導者の指導内容を何年もやっているにも関わらず病気になっています。和食やマクロビや玄米菜食をやって病気になっています。糖質制限は最近の流行ですが、専門家に指導を受けて悪くなっている人もいるのです。くれぐれも申しますが生兵法で行った糖質制限ではありません。

これは人類の嘘と正当化と限界を内包しています。それは私の限界点も示しています。私たちは病気を見て問題を見る時、このような狭い思想で良いのかどうかもう一度考える必要があります。そのような狭い思想の人ほどに食事だ健康食品だ栄養だを語りますが、虚無主義者の私にいわせればその人たちはもっとも嘘つきなのです。いえ、正確にいえば人類とは常に嘘以外語れない生物なのです。がんについてもこの考えなしにがんの真理にはたどり着けません。

これらを日本で教えてももはや意味がないと考えて、2017年7月の段階で、私は海外に出ていくことを模索しています。もちろんクリニックは残りますし、根本療法の合宿も続けますし、少ないですが講演も続けていきます。しかし今後は日本で多くの方が社会毒的なこと、医療的なこと、放射能の問題などを啓蒙していってくれることを期待します。あとはみんながやれば良いことです。

私の仕事のことを少しお話すれば、日本国内で数社あるだけでなく、ハワイに会社を設立しています。2017年5月末にアメリカのビザを獲得し、会社運営をしていくことができるようになりました。多くの方の支えがあってのことですが、この目的は移住ではなく日本の洗脳ぶりにいい加減嫌気がさし、日本を立て直そうとするより、海外から動きを起こしたいという意図があったからです。

さらにいえばアメリカの会社とは関係ありませんが、アジア各国に会社を設立して、事業展開をやっていきたいと思っています。そこでもこの本に記したとおり、根本療法の意味と人生の意味を伝えていきたいのです。私の生きる目的のひとつである、地球規模の改革及び価値観の破壊、虚無主義かつ破壊者としての活動は今年で急展開を見せることになりそうです。

今後、多くの関係者の方とお会いする時間が減ってしまうでしょう。その一方で新天地において新たな出会いがあるかもしれません。そこからどんな化学反応が起こり、地球レベルで影響を与えていけるか楽しみです。しかし、それも全ては私の家族の支えがあってこそのものです。1年の半分弱は家族と会えない生活ですが、会えない分、私の家族への愛情と感謝は深まっているようにも思えます。例え、どんな病気で私が死んでも、私は医療ではなく家族とともにいたいと強く願っています。

内海聡 Satoru Utsumi
1974年兵庫県生まれ。筑波大学医学専門学群卒業後、東京女子医科大付属東洋医学研究所研究員、東京警察病院消化器内科、牛久愛知総合病院内科・漢方科勤務を経て、牛久東洋医学クリニックを開業。2017年現在、がんなど難病治癒と断薬を主軸としたTokyo DD Clinic院長、NPO法人薬害研究センター理事長を務める。
Facebookフォロワー数は15万人以上。医学以外にも食や原発など様々なジャンルについて自身の考え方を発信。特に現代社会が生み出す「社会毒」という概念は多くの人に影響をあたえた。東洋医学の心身一如の考え方から、がんの発生原因を「社会毒」と「精神的トラウマ」の両面から捉える独自のがん治療を行っている。
また日本の中小企業を応援する通販サイト「うつみんのセレクトショップ」と「集中合宿の研修施設アマービレ」を運営している。

医者に頼らなくても
がんは消える
内科医の私ががんにかかったときに
実践する根本療法

2017年7月22日初版第一刷発行
2019年4月5日初版第六刷発行

著者　内海聡
発行人　松本卓也
発行所　株式会社ユサブル
〒103-0014　東京都中央区日本橋蛎殻町2-13-5　美濃友ビル3F
電話：03(3527)3669
ユサブルホームページ：http://yusabul.com/
印刷所　株式会社シナノパブリッシングプレス
編集　黒柳一郎

ISBN978-4-909249-00-5
定価はカバーに表示してあります。
落丁・乱丁本はお手数ですが小社までお問合せください。